中医常见病针刀治疗图谱系列

躯干部
常见病针刀治疗图谱

主　编　郭长青　马薇薇　高　艳

副主编　姜大巍　杨会营　芦　娟　周晓宁

编　者　（以姓氏笔画为序）

　　　　于佳妮　马　田　马　钊　马诗凝

　　　　王美琴　安　娜　杜宁宇　吴　彤

　　　　何智菲　张伟夫　陈　晨　赵瑞利

　　　　徐　菁　梁靖蓉

科　学　出　版　社

北　京

内 容 简 介

本书从临床实际入手,对临床上的躯干部常见病针刀治疗做了系统介绍,每种疾病分别介绍临床表现、相关解剖及针刀具体操作等。为方便读者清楚了解针刀手法,保证实施安全,均配以局部解剖图和针刀施术图。

本书是根据针刀临床医师的实际情况"量身定做",内容浅显易懂,诊治思路明确。适合针刀临床工作者、骨伤科、针灸科医师,特别适合基层医师在临床实践中使用。

图书在版编目(CIP)数据

躯干部常见病针刀治疗图谱/郭长青,马薇薇,高艳主编.—北京:科学出版社,2017.8

(中医常见病针刀治疗图谱系列)

ISBN 978-7-03-053833-8

Ⅰ.①躯… Ⅱ.①郭… ②马… ③高… Ⅲ.①躯干—常见病—针刀疗法—图谱 Ⅳ.①R245.31-64

中国版本图书馆 CIP 数据核字(2017)第 140401 号

责任编辑:高玉婷 / 责任校对:王晓茜
责任印制:肖 兴 / 封面设计:蔡丽丽

斜 学 出 服 社 出版

北京东黄城根北街 16 号
邮政编码:100717
http://www.sciencep.com

天津市新科印刷有限公司 印刷
科学出版社发行 各地新华书店经销

*

2017 年 8 月第 一 版 开本:787×1092 1/32
2017 年 8 月第一次印刷 印张:7 3/4
字数:182 000

定价:39.00 元
(如有印装质量问题,我社负责调换)

前　言

　　躯干部位软组织损伤疾病主要为肌肉、韧带、滑囊等组织慢性劳损及无菌性炎症引起的局部疼痛或活动障碍的一种疾病。软组织发生病变的同时会压迫邻近神经而引起一些列的神经卡压疾病。本书参考大量文献并从临床实际出发,发现针刀治疗软组织损伤及神经卡压疾病可以直击病变部位,有综合治疗、标本兼治、创伤小、疗程短、见效快等优势。

　　针刀疗法是指以针刀为工具,结合中医针灸理论和现代外科手术操作方法,参照生物力学、生理学、解剖学及人体电生理线路等学说,用于临床治疗各类疾病的一种医疗技术。针刀既可以像针灸用针一样刺入体内达到针灸的效果,又能在体内起到切割、剥离、松解等手术刀作用。针刀治疗具有简便、实用、有效等特点,同时其通过适宜的刺激作用于治疗点,调整人体气血及自身的愈病潜能,从而达到治疗目的,是一种自然、绿色疗法。

　　针刀治疗以选取准确的治疗点为前提,各种治疗措施均是通过治疗点发挥作用。因此,掌握选取治疗点是应用针刀疗法的基础。能不能准确选取治疗点,直接关系到针刀治疗效果的优劣。本书以直观、轻便、便于查阅的特点,成为学习针刀治疗点的有力工具。

　　学习好针刀医学诊治疾病,有一个循序渐进的过程。对于临床中躯干部常见疾病的诊治,也有一个从简单到复杂的提高过程。如何帮助针刀医师较快地提高临床诊治水平,是笔者十分关心的一个课题。唐代药王孙思邈曾说:"欲指取其穴,非图莫可。"就是说要想准确地选取治疗点,必须有图谱才行。随着现代医学的发展,人们已经能够绘制出了精确的人体解剖图。本书正是将针刀治疗点的体表定位与解剖学图谱相结合,使读者不仅能准确地选取治疗点的体表位置,更可以掌握治疗点局部的解剖,对针刀治疗点结构有全面的了解,便于针刀的临床应用。我们希望本书的出版能对针刀疗法的普及和应用起到促进作用。在此,感谢首都医科大学人体解剖学教研室提供的图片。

北京中医药大学

郭长青教授

2017 年 1 月

目　录

第 1 章

针刀治疗胸背部疾病

第一节　胸大肌损伤

一、概　述

胸大肌损伤是常见的胸前疼痛性疾病,临床较为常见,多因劳损,猛力牵拉所致,如推举重物,运动员吊环过程中做十字支撑等均容易引起胸大肌损伤。

二、相关解剖

1. 胸大肌

【体表定位】　胸大肌位置表浅,呈扇形,是重要的肌性标志。两手于胸前部合十互相按压时,胸大肌全部纤维收缩,此时胸大肌的整个轮廓清晰可见;上肢外展、旋外位时肩关节抗阻力内收,可见胸大肌上部纤维收缩;上肢稍外展肩关节抗阻力内收,可见胸大肌下部肌纤维收缩(图 1-1)。

【局部解剖】　胸大肌位于胸前区域前壁的浅层,宽而厚,呈扇形分布,覆盖胸廓前臂的大部。其起自锁骨的内侧半、胸骨和第 1 至第 6 肋软骨等处,各部肌纤维向外侧集中,以扁腱止于肱骨大结节下方的骨嵴。胸大肌按起始部位,可分为锁骨部、胸肋部、腹部,主要由胸内、外侧神经支配。胸大肌的血供主要由胸廓内动脉的穿支和胸肩峰动脉的胸肌支提供,前者与肋间神经前皮支合成血管神经束,后者与胸外侧神经组合成血管神经束。胸大肌收缩时,可使肱骨内收、内旋和前屈;当上肢上举固定时,可上提躯干,也可上提肋,协助吸气(图1-2)。

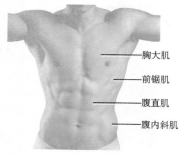

图 1-1　胸大肌

图 1-2　胸大肌解剖

2. 锁骨

【体表定位】　被检查者坐位或仰卧位,由于位置表浅,锁骨横跨肩部前方,内侧端连接胸骨柄的锁骨切迹,构成胸锁关节,外侧端与肩胛骨的肩峰相接,构成肩锁关节。锁骨呈 S 形,锁骨前外侧凹,后外侧凸,前内侧凸,后内侧凹(图1-3)。

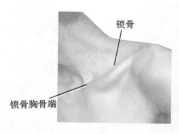

图 1-3　锁骨

【局部解剖】　锁骨属上肢带骨,弯曲呈S形,全长位于皮下,在体表均可触及,是重要的骨性标志。锁骨支撑着肩胛骨,使上肢骨与胸廓保持一定距离,以利于上肢灵活运动(图1-4)。

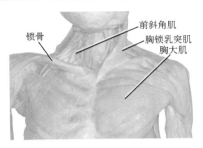

图1-4　锁骨解剖

3. 锁骨胸骨端(锁骨头)

【体表定位】　被检查者坐位或仰卧位,自锁骨中部明显的骨干部分向内侧触摸,可触及明显突出的锁骨胸骨端(图1-5)。

【局部解剖】　锁骨内侧端与胸骨柄的锁切迹相接形成胸锁关节,因此锁骨内侧端又称锁骨胸骨端(图1-6)。

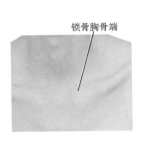

图1-5　锁骨胸骨端

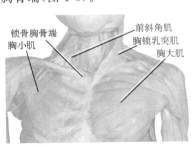

图1-6　锁骨胸骨端解剖

4．肱骨大结节

【体表定位】 被检查者坐位或侧卧位，一手拇指按于肩峰下、肱骨上端的最外侧，另一手握其上臂旋转，此时拇指下可触及肱骨大结节在三角肌下隆起和滚动（图1-7）。

【局部解剖】 肱骨大结节位于肱骨上端的外侧，突出于肩峰外下方，为肩部外侧明显的骨性标志，是冈上肌、冈下肌和小圆肌的附着点（图1-8）。

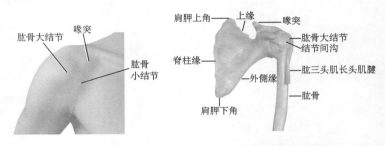

图 1-7　肱骨大结节　　　　图 1-8　肱骨大结节解剖

三、病因病理

当人在劳动中猛力牵拉，推举重物，或运动员在做吊环十字支撑、引体向上等动作时，因胸大肌强力收缩或过度牵拉而致伤，或因肩臂在活动前准备不足、疲劳及气候寒冷等情况下，从事臂部大强度活动时，因胸大肌收缩用力失衡更易被拉伤。其损伤主要见于胸大肌肌肉、肌腱结合处，引起肌腹及腱止点处的损伤或断裂。

四、临床表现与诊断

1．病史　患者多有明显的劳动或运动损伤所致的胸大肌外伤史。

2. **疼痛**　患者感到胸壁疼痛,深呼吸或咳嗽时疼痛明显。

3. **压痛**　触摸胸大肌时压痛明显,可见胸大肌局部肿胀。

4. **活动受限**　肩关节内旋、内收肌力明显减弱,患者做双臂侧平举,做抗阻力内收活动时可感到损伤侧肌肉膨大畸形明显、疼痛加重。

五、针刀操作

1. **体位**　端坐位或仰卧位。

2. **体表标志**

(1)锁骨胸骨端(锁骨头):被检查者坐位或仰卧位,自锁骨中部明显的骨干部分向内侧触摸,可触及明显突出的锁骨胸骨端(图1-9)。

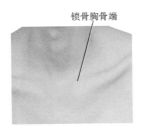

锁骨胸骨端

图1-9　锁骨胸骨端

(2)肱骨大结节:被检查者坐位或侧卧位,一手拇指按于肩峰下、肱骨上端的最外侧,另一手握其上臂旋转,此时拇指下可触及肱骨大结节在三角肌下隆起和滚动(图1-7)。

3. **定点**

(1)锁骨胸骨端(锁骨头)定1点,松解胸大肌起点。

(2)胸大肌肌腹部压痛点定1点,松解胸大肌肌腹。

(3)肱骨大结节嵴定1点,松解胸大肌止点。

（4）胸骨外缘寻找压痛点，定1点，松解胸大肌起点。

4．操作

（1）锁骨胸骨端点（锁骨头）：刀口线与上肢纵轴平行，刀体与下方皮面呈90°。针刀刺入皮肤，经皮下组织，直达肱骨大结节嵴骨面，贴骨面向内铲剥2～3刀，范围0.5cm（图1-10）。

（2）胸大肌肌腹部压痛点：刀口线与胸大肌肌纤维平行，刀体与皮面约呈90°刺入，针刀刺入皮肤，经皮下组织、筋膜，达痛性硬结处，纵行疏通，横行剥离2～3刀，范围0.5cm（图1-11）。

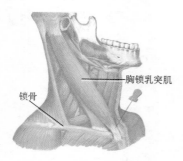

图1-10　锁骨胸骨端点解剖

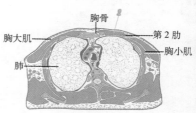

图1-11　胸大肌肌腹部压痛点

（3）肱骨大结节嵴点：刀口线与锁骨走行方向一致，刀体与皮面约呈90°刺入，针刀刺入皮肤，经皮下组织，直达锁骨骨面，贴骨面向下内铲剥2～3刀，范围0.3cm（图1-12）。

（4）胸骨外缘压痛点：刀口线与胸骨走行方向一致，刀体与皮面约呈90°刺入，针刀刺入皮肤，经皮下组织，直达胸骨骨面，贴骨面向下内铲剥2～3刀，范围0.3cm（图1-13）。

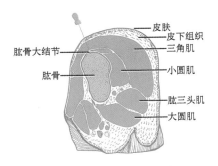

图 1-12　肱骨大结节嵴点

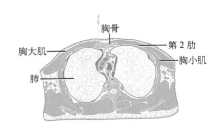

图 1-13　胸骨外缘压痛点

六、手法操作

患者正坐位,肩关节外展 90°,术者站在患者身后,双手握患者上臂,嘱患者做肩关节内收动作,将肩关节内收最大位时,术者突然松开双手,使患者胸大肌收缩,重复 2～3 次。

七、注意事项

1. 针刀松解胸大肌肌腹时,当针刀刺穿胸大肌浅筋膜时,刀下有落空感,此时,已到达胸大肌,应仔细寻找硬结,做小范围松解,不可进针刀太深,否则容易引起气胸等并发症。

2. 松解胸大肌锁骨头和胸骨外侧缘时,针刀一定贴骨面进行松解最安全,不可超过骨面,否则容易引起气胸等并发症。

3. 治疗后各治疗点用棉球或无菌纱布按压,创可贴覆盖针眼,要求 24 小时内施术部位勿沾水,以免发生感染。

第二节　胸小肌损伤

一、概　述

本病为胸小肌损伤后产生肩痛、胸痛并有胀满感,前臂与手指有麻木及麻刺感等临床症状的一种疾病。

二、相关解剖

1. 胸小肌

【体表定位】　被检查者坐位或仰卧位,检查者一手托其前臂以支撑检查侧的上肢,嘱被检查者将肘关节屈曲 90°,并放在检查者的前臂上,检查者支撑上肢的手带动被检查者的肩部向上向内,以放松胸大肌。然后,使用数个手指在胸大肌深面触摸,就能找到一块明显的条索状的肌肉,即为胸小肌(图 1-14)。

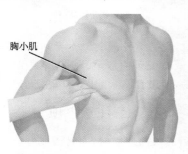

胸小肌

图 1-14　胸小肌

【局部解剖】　胸小肌呈三角形,位于胸大肌深面,起自第3~5肋近软骨处,止于肩胛骨喙突内1/3骨面。在喙突与胸小肌的后方有移行至上肢的神经血管束(图1-15)。

胸小肌可协助前锯肌将肩胛骨拉向胸壁,并向后者靠拢;还可上提肋骨,以助吸气运动。

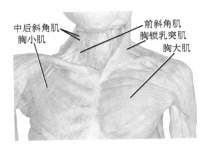

图 1-15　胸小肌解剖

2. 喙突

【体表定位】　被检查者坐位或仰卧位,喙突位于三角肌前缘,在锁骨中外1/3交界处下方约2.5cm处,如在锁骨下窝内稍加用力即可触及;当肩关节后伸时,更易触及,有时胖人不易触清,但瘦人却更加显著;活动肩关节时,可扪及喙突在指下滚动(图1-7)。

【局部解剖】　喙突是肩胛骨上缘外侧向外的延伸,是一个弯曲向前外方的指状突起。喙突上有5个解剖结构,喙突外1/3为肱二头肌短头起点,喙突中1/3为喙肱肌起点,喙突内1/3为胸小肌起点,喙突外上缘为喙肩韧带,喙突内上缘为喙锁韧带(椎状韧带和斜方韧带)(图1-16)。

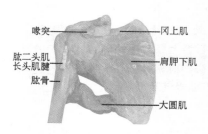

喙突 —— 冈上肌

肱二头肌
长头肌腱 —— 肩胛下肌

肱骨 ——

—— 大圆肌

图 1-16　喙突解剖

三、病因病理

　　胸小肌损伤后,引起局部软组织粘连、瘢痕和挛缩,造成胸肩部软组织的力学平衡失调,产生肩痛、胸痛等临床表现。慢性发作时,病变组织有水肿渗出刺激神经末梢使症状加重。喙突与胸小肌的后方有通到上肢的神经血管束,Wright 在 1945 年发现正常人体在上肢过度外展时出现神经血管束的压迫,这是因为神经血管束被紧绷的同时又受到胸小肌的压迫所致。受压的部分是锁骨下动脉过渡到腋动脉的部分。当胸小肌增厚时,可进一步压迫神经血管束而产生压迫症状。

四、临床表现与诊断

　　1. 疼痛　　肩痛、胸痛并有胀满感。
　　2. 感觉障碍　　前臂与手指有麻木或麻刺感。
　　3. 压痛　　在胸小肌起止点多有压痛,最明显的是在喙突下胸小肌止点处压痛,在此处加压后,可使臂、手、手指的麻木、麻刺感等症状重复出现。

五、针刀操作

　　1. 体位　　端坐位或仰卧位。

2. 体表标志

喙突：被检查者坐位或仰卧位，喙突位于三角肌前缘，在锁骨中外 1/3 交界处下方约 2.5cm 处，如在锁骨下窝内稍加用力即可触及；当肩关节后伸时，更易触及，有时胖人不易扪及，但瘦人却更加显著；活动肩关节时，可触及喙突在指下滚动（图 1-7）。

3. 定点

(1)在喙突内 1/3 骨面上定 1 点，松解胸小肌止点。

(2)胸小肌起点(第 3～5 肋近软骨处)压痛点定 1～2 点，松解胸小肌起点。

4. 操作

(1)喙突内 1/3 骨面点：刀口线与上肢纵轴平行，刀体与下方皮面呈 90°。针刀刺入皮肤，经皮下组织，直达喙突定点骨面，继续向内下进刀，当刀下有落空感时，即达到喙突内 1/3 胸小肌的止点，提刀到喙突内侧骨面，贴骨面向内下铲剥 2～3 刀，范围 0.5cm（图 1-17）。

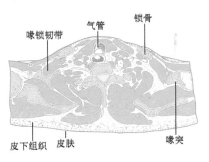

图 1-17　喙突内 1/3 骨面点

(2)胸小肌起点(第 3～5 肋近软骨处)压痛点：在胸部第 3～5 肋胸小肌起点寻找深压痛点定位，刀口线与上肢纵轴平行，刀体与下方皮面呈 90°。针刀刺入皮肤，经皮下组织，筋膜、胸大肌、胸小肌达肋骨骨面,向内铲剥 2～3 刀,范围 0.5cm(图 1-18)。

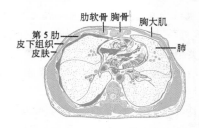

图 1-18 胸小肌起点

六、手法操作

针刀术后,患者正坐位,肩关节外展 90°,术者站在患者身后,双手握住患者上臂,嘱患者做肩关节内收动作,当肩关节内收至最大位时,术者突然松开双手,使患者胸小肌强力收缩 1 次。

七、注意事项

1. 做胸小肌起点针刀松解时,针刀要始终在肋骨面上进行操作,松解时不超过骨面,如果进针刀太深,可引起气胸或者胸腔内脏器官损伤等严重并发症。

2. 治疗后各治疗点用棉球或无菌纱布按压,创可贴覆盖针眼,要求 24 小时内施术部位勿沾水,以免发生感染。

第三节　肋软骨炎

一、概　述

肋软骨炎是疼痛门诊或胸外科门诊常见疾病,分为非特异性肋软骨炎（Tietze 综合征）和感染性肋软骨炎。Tietze 综合征一般认为是肋软骨的非特异性、非化脓性炎症,定义为肋软骨与胸骨交界处不明原因发生的非化脓性肋软骨炎性病变,表现为局限性疼痛伴肿胀的自限性疾病。德国学者 Tieze 于 1921 年首先发现并报道该病。多数病例为青壮年,女性居多,老年人亦有发病。针刀治疗 Tietze 综合征有较好的效果。

二、相关解剖

1. 肋软骨

【体表定位】　被检查者坐位,检查者可在锁骨下缘和胸骨柄外侧缘之间触及第 1 肋软骨。在不易触诊的个体,可要求其做快速、重复的吸气动作以抬高肋骨,便于触诊。胸骨角平对第 2 肋间隙,以此可确定第 2、3 肋,并依次能摸到第 4～7 肋(图 1-19)。

【局部解剖】　肋软骨位于肋骨的前端,为胸骨与肋骨的连接部分,为透明软骨,呈扁圆形。上 7 对肋软骨的内侧端与胸骨相连,第 8～10 对肋软骨的内侧端不到达胸骨,各与上位肋软骨相连。肋软骨的外侧端与肋骨相连(图 1-20)。

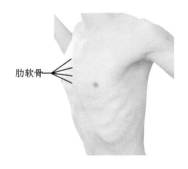

肋软骨

图 1-19　肋软骨

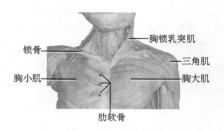

图 1-20　肋软骨解剖

2. 胸骨体

【体表定位】　被检查者坐位或仰卧位,在胸骨角和剑胸结合之间可触及一长方形骨板,即胸骨体。正中部分浅居皮下,易于触及,两侧部分有胸大肌起点覆盖,位置较深,不易摸清(图 1-21)。

【局部解剖】　为一薄而狭长的长方形骨板,是胸骨的主体部分。上与胸骨柄相连形成胸骨角,下与剑突相接形成剑胸结合,两侧有第 2～7 肋软骨相连接的切迹(图 1-22)。

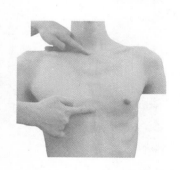

图 1-21　胸骨体

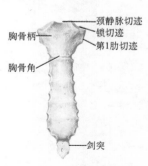

图 1-22　胸骨体解剖

3. 肋头辐状韧带

【局部解剖】　位于肋头关节囊的前方,自肋骨头的前面和上、下两缘,放散于相邻的两个椎体及椎间盘。上部的纤维斜向上方,附着于上位椎体的外侧面;下部者则斜向下方到达下位椎体的外侧面;中部的纤维较少,呈水平方向前伸,与椎间盘相连(图 1-23)。

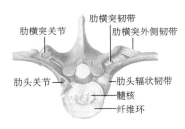

图 1-23　肋头辐状韧带

4. 肋横突关节

【局部解剖】　肋骨后端与胸椎之间有两处关节。一是叫肋头关节,由肋头与椎体肋凹组成,多数肋头关节内有韧带将关节分成上下两部分,第 1、11 和 12 肋头关节则无这种分隔。另一个是肋横突关节,由肋骨结节关节面与横突肋凹组成。肋骨后端膨大的部分,称为肋头,肋头有关节面与相应胸椎的椎体肋凹构成关节。肋头外侧稍细的部分,称为肋颈。肋颈的外侧端向后方粗糙的突起,称为肋结节,肋结节上有关节面与相应胸椎的横突肋凹构成关节,即肋横突关节。肋头关节与肋横突关节都是平面关节,两关节同时运动(联合关节),运动轴是通过肋颈的斜轴,运动时肋颈沿此运动轴旋转,肋骨前部则上提下降、两侧缘做内、外翻活动,从而使胸廓矢状径和横径发生变化(图 1-23)。

三、病因病理

一般认为与劳损或外伤有关,在人们搬运重物、急剧扭转或因胸部挤压等使胸肋关节软骨造成急性损伤,或因慢性劳损或伤风感冒引起的病毒感染等,导致胸肋关节面软骨产生水肿、增厚的无菌性炎症反应而发病。

四、临床表现与诊断

1. 病史　20～30岁及40～50岁患者多见,左右侧发病率相似,70%～80%为单侧且单发病变,起病缓慢。一般历时2～3个月,可自行缓解或消失。部分患者反复发作,时轻时重,迁延数月甚至数年。

2. 局部疼痛和压痛　肋软骨炎的主要症状为局部疼痛。其突出的临床表现为受累的软骨膨隆、肿大、有明显的自发性疼痛和压痛,局部无红、热改变。多数病例仅侵犯单根肋软骨,亦有个别病例2个以上或双侧多个肋软骨。常见的病变好发部位为左侧第2肋软骨,其次是右侧第2肋软骨及第3、4肋软骨。表面皮肤并无红、肿、热等炎症改变。痛点较为固定,咳嗽、深呼吸、扩展胸壁等引起胸廓过度活动时会加剧疼痛。严重者会牵扯半身疼痛。用手触诊胸骨外侧缘近肋软骨处可伴有肋软骨处压痛。

五、针刀操作

1. 体位　先仰卧位,后俯卧位。

2. 体表标志　肋软骨:被检查者坐位,检查者可在锁骨下缘和胸骨柄外侧缘之间触及第1肋软骨。在不易触诊的个体,可要求其做快速、重复的吸气动作以抬高肋骨,便于触诊。胸骨角平对第2肋间隙,以此可确定第2～3肋,并依次能摸到第4～7

肋(图1-19)。

3. 定点

(1)相应节段肋软骨上压痛点处定点,松解相应肋软骨表面软组织。

(2)在胸骨边缘压痛点处定点,松解辐状韧带。

(3)相应节段肋横突关节压痛点处定点,松解肋横突关节及周围软组织。

4. 操作

(1)相应节段肋软骨上压痛点:刀口线与人体纵轴方向一致,刀体与下方皮面呈90°。针刀刺入皮肤,经皮下组织,达肋骨骨面,贴骨面向外侧铲剥2～3刀,范围0.5cm(图1-24)。

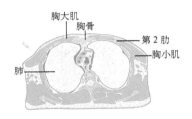

图1-24　肋软骨上压痛点

(2)胸骨外缘压痛点:刀口线与人体纵轴方向一致,刀体与下方皮面呈90°。针刀刺入皮肤,经皮下组织,达胸骨骨面,继续向外进针刀,当刀下有落空感时,即到达胸骨外侧缘肋头辐状韧带起点,提刀到胸骨外侧边缘骨面,贴骨面向外侧铲剥2～3刀,范围0.3cm(图1-24)。

(3)相应节段肋横突关节压痛点:刀口线与人体纵轴方向一致,刀体与下方皮面呈90°。针刀刺入皮肤,经皮下组织,达相应肋骨结节处,贴骨面向外侧铲剥2～3刀,范围0.3cm。

六、手法操作

每次针刀术后，患者正坐位，术者站在患者身后，单膝顶在患者背部中间，双手握患者上臂，嘱患者抬头挺胸，在患者挺胸到最大位置时，术者双手用力牵拉患者上臂，持续1秒。

七、注意事项

1. 术者必须熟悉局部解剖，做肋软骨针刀松解时，针刀始终都在肋骨面上进行松解，不可超过骨面，如进针刀太深，可引起气胸或者胸腔内脏器官损伤等严重并发症。

2. 治疗后各治疗点用棉球或无菌纱布按压，创可贴覆盖针眼，要求24小时内施术部位勿沾水，以免发生感染。

第四节　斜方肌损伤

一、概　述

斜方肌覆盖在颈肩后部，是位于上背及中背的表层肌肉，并根据其肌纤维走向分成上、中、下三部分。因颈部活动幅度较大，频率较高，故斜方肌上段损伤较多，临床主要表现为颈肩部疼痛。

二、相关解剖

1. 斜方肌

【体表定位】　被检查者侧卧位，检查者立于其对面。检查者一个手掌用较大的力作用于被检查者的头外侧部，另一手放在肩部，要求被检查者上提肩部并使头部向同侧侧曲，与被检查者的作用力对抗，在颈部外侧即显现出斜方肌上部纤维。

被检查者侧卧,两肩关节屈曲 90°,检查者用力作用于被检查者肘部上方的臂外侧面,并要求被检查者水平外展肩部,抵抗检查者的压力,在上背部即显现出斜方肌中部纤维。

被检查者侧卧,肩、肘关节均屈曲 90°,检查者一手下压其肘部上方的臂外侧面,要求被检查者水平外展肩部,检查者另一手拇、示指即可从外侧捏住被检查者的斜方肌下部纤维(图 1-25)。

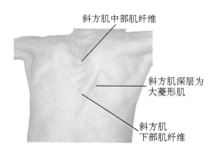

图 1-25　斜方肌

【局部解剖】　斜方肌是位于项部和背上部的最浅层肌肉,自项、胸部正中线向肩峰伸展呈三角形轮廓,底朝向脊柱,尖在肩峰,两侧斜方肌合在一起时形如斜方,故得此名。

该肌从上而下以腱膜起自上项线内 1/3 部、枕外隆凸、项韧带全长、第 7 颈椎棘突、全部胸椎棘突及棘上韧带。上部肌束向外下方止于锁骨外 1/3,中部肌束向外止于肩峰内侧缘和肩胛冈外侧,下部肌束向外上止于肩胛冈内侧。斜方肌宽大且富含血供,主要由副神经支配。斜方肌的血液供应主要由颈浅动脉与肩胛背动脉提供,其次来自枕动脉及节段性的肋间后动脉。

斜方肌的作用是使肩胛骨向脊柱靠拢,上部肌束可提肩胛骨,下部肌束可降肩胛骨。如果肩胛骨固定,一侧肌收缩使颈向同侧屈、脸转向对侧,两侧同时收缩时可使头后仰。该肌瘫痪时,产生"塌肩"(图1-26)。

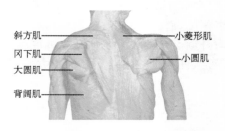

图1-26　斜方肌解剖

2. 第7颈椎棘突

【体表定位】　第7颈椎位于颈椎与胸椎的交界处,因此形态与胸椎接近。第7颈椎棘突比其他颈椎棘突长且粗大,近似水平位的伸向后方,末端不分叉呈结节状,往往于皮下形成一隆起,故第7颈椎又称隆椎。第3～5颈椎的棘突埋于厚实的项韧带深面,一般不易触及。第7颈椎棘突可随着颈部转动而转动,且能在体表触及,因此可作为临床辨认椎骨序数的标志(图1-27)。

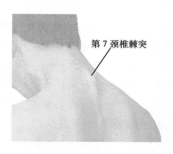

图1-27　第7颈椎棘突

【局部解剖】　被检查者坐位或俯卧位,略向下低头,可在颈胸交接处见到明显的隆起,即为第 7 颈椎棘突。在项部后正中线从上向下触摸,在下颈段触及的特别明显的骨性突起为第 7 颈椎棘突。当颈部转动时,第 7 颈椎棘突可随之而移动,而第 1 胸椎则不动(图 1-28)。

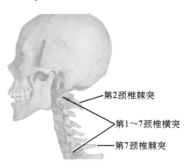

第2颈椎棘突

第1~7颈椎横突

第7颈椎棘突

图 1-28　第 7 颈椎棘突解剖

3. 胸椎棘突

【体表定位】　被检查者坐位或俯卧位,坐位脊柱前屈时棘上韧带紧张,不宜扪及棘突,需嘱被检查者适当伸直脊柱或者俯卧位,使棘上韧带放松,此时可清楚地扪及棘突。胸椎棘突的计数以第 7 颈椎棘突为标志,由此向下顺序触摸。也可以以肩胛骨的相对位置作为参考,即人体直立两手下垂时,肩胛骨的上角对第 2 胸椎棘突平面,肩胛冈的内侧端平对第 3 胸椎棘突,肩胛骨下角则平对第 7 胸椎棘突(图 1-29)。

【局部解剖】　胸椎棘突由椎弓发出伸向后下,呈叠瓦状排列,棘突上附有棘上韧带,棘突间附有棘间韧带。胸椎棘突体表可触及,是重要的体表标志(图 1-29)。

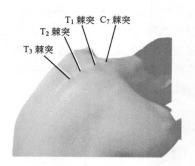

图 1-29 腰椎棘突

三、病因病理

1. 挥鞭式损伤，如汽车急刹车，乘客的头颈突然前后摆动，以及暴力撞击、摔伤等都可使斜方肌颈段拉伤并出现疼痛，日久出现损伤组织变性。

2. 长期歪头斜肩扛重物，如搬运工，常超出肌肉承受力，反复提拉重物及长期低头伏案工作者，肌肉附着点或担在肋骨上的肌肉纤维被反复撕伤，出现纤维增生、粘连，甚至钙化而引起症状。

四、临床表现与诊断

1. **颈部不适**　颈肩背部酸胀不适，沉重感，患者头部略向患侧偏歪。

2. **疼痛**　固定患肩向健侧旋转患者头颈部，可引起疼痛。

3. **压痛**　枕外隆凸下稍外部肌肉隆起处压痛，肌纤维变性，弹性减退。颈根部和肩峰之间及肩胛冈上、下缘可触及条索状物，压之酸胀或疼痛，可牵及患肩和患侧头枕部。

五、针刀操作

1. **体位**　俯卧位。

2. **体表标志**

(1)枕外隆凸:沿项沟向上摸,在枕部可触及一明显的骨性隆起,即枕外隆凸。在幼儿,由于颅骨正在生长发育,故枕外隆凸不明显(图 1-30)。

(2)枕骨上项线:在触及枕外隆凸后,自枕外隆凸下份向乳突基底部方向触摸,所触及的横行骨嵴即为上项线(图 1-30)。

(3)第 7 颈椎棘突:被检查者坐位或俯卧位,略向下低头,可在颈胸交接处见到明显的隆起,即为第 7 颈椎棘突。在项部后正中线从上向下触摸,在下颈段触及的特别明显的骨性突起为第 7 颈椎棘突。当颈部转动时,第 7 颈椎棘突可随之而移动,而第 1 胸椎则不动(图 1-29)。

(4)肩峰:被检查者坐位或侧卧位,顺着肩胛冈向外上方触摸,可触到扁平的骨性突起为肩峰,它位于三角肌中部的直上方。可一并触及锁骨肩峰端和关节间隙,是肩部主要的体表标志(图 1-31)。

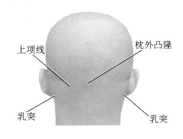

图 1-30　枕外隆凸

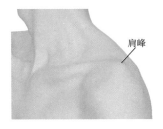

图 1-31　肩峰

(5)肩胛冈:被检查者坐位或俯卧位,肩胛冈位于肩胛骨背面的上部,可在皮下清晰触及,为一条横行骨嵴(图1-32)。

(6)第12胸椎棘突:被检查者坐位或俯卧位,坐位脊柱前屈时棘上韧带紧张,不宜触清棘突,需嘱被检查者适当伸直脊柱或者俯卧位,使棘上韧带放松,此时可清楚的触及棘突。胸椎棘突的计数以第7颈椎棘突为标志,由此向下顺序触摸。也可以以肩胛骨的相对位置作为参考,即人体直立两手下垂时,肩胛骨的上角对第2胸椎棘突平面,肩胛冈的内侧端平对第3胸椎棘突,肩胛骨下角则平对第7胸椎棘突。由第7胸椎棘突向下数5个棘突即为第12胸椎棘突(图1-33)。

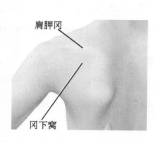

图1-32 肩胛冈

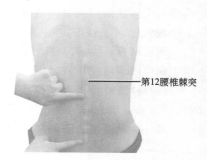

图1-33 第12腰椎棘突

3.定点

(1)枕外隆凸部上项线处的压痛点定1点,松解斜方肌枕外隆凸部起点。

(2)第7颈椎棘突压痛点处定1点,松解斜方肌第7颈椎起点处的粘连和瘢痕。

(3)第12胸椎棘突压痛点处定1点,松解斜方肌第12胸椎起点处的粘连和瘢痕。

(4)肩胛冈上缘压痛点处定1点,松解斜方肌肩胛冈上缘止点的粘连和瘢痕。

（5）肩胛冈下缘压痛点处定1点，松解斜方肌肩胛冈下缘止点的粘连和瘢痕。

（6）第6胸椎棘突旁开3～5cm压痛点处定1点，松解斜方肌与背阔肌交界处的粘连和瘢痕。

（7）在肩峰压痛点处定1点，松解斜方肌肩峰止点的粘连和瘢痕。

4. 操作

（1）斜方肌枕外隆凸部起点处的粘连瘢痕：在枕外隆凸上项线上定位，刀口线与人体纵轴方向一致，针刀体向脚侧倾斜30°，针刀刺入皮肤，经皮下组织，达枕外隆凸骨面，调转刀口线90°，向下铲剥3刀，范围0.5cm（图1-34）。

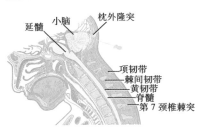

图1-34　斜方肌枕外隆凸部起点

（2）斜方肌第7颈椎起点处的粘连瘢痕：在第7颈椎棘突处定位，刀口线与人体纵轴方向一致，针刀体与皮肤垂直，针刀刺入皮肤，经皮下组织，达第7颈椎棘突顶点骨面，纵疏横剥3刀，范围0.5cm（图1-35）。

（3）松解斜方肌第12胸椎起点处的粘连瘢痕：在第12胸椎棘突处定位，刀口线与人体纵轴方向一致，针刀体与皮肤垂直，针刀刺入皮肤，经皮下组织，达第12胸椎棘突顶点骨面，纵疏横剥 3 刀,范围 0.5cm(图 1-36)。

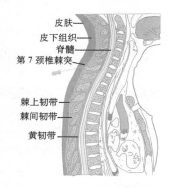

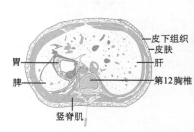

图 1-35　斜方肌第 7 颈椎起点　　**图 1-36　斜方肌第 12 胸椎起点**

(4)斜方肌肩胛冈上缘止点的粘连瘢痕:在肩胛冈上缘定位,刀口线与斜方肌肌纤维方向一致,针刀体与皮肤垂直,针刀刺入皮肤,经皮下组织,达肩胛冈上缘骨面,纵疏横剥 3 刀,范围 0.5cm(图 1-37)。

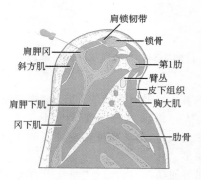

图 1-37　斜方肌肩胛冈上缘止点

（5）肩胛冈下缘止点的粘连瘢痕：在肩胛冈下缘定位，刀口线与斜方肌肌纤维方向一致，针刀体与皮肤垂直，针刀刺入皮肤，经皮下组织，达肩胛冈下缘骨面，纵疏横剥3刀，范围0.5cm（图1-37）。

（6）斜方肌与背阔肌交界处的粘连瘢痕：在第6胸椎旁开5cm处定位，刀口线与斜方肌肌纤维方向一致，针刀体与皮肤垂直，针刀刺入皮肤，经皮下组织，当刀下有韧性感或者酸胀感时，即到达斜方肌与背阔肌交界瘢痕处，纵疏横剥3刀，范围0.5cm（图1-38）。

（7）斜方肌肩峰止点的粘连瘢痕：在肩峰处定位，刀口线与斜方肌肌纤维方向一致，针刀体与皮肤垂直，针刀刺入皮肤，经皮下组织，达肩峰骨面，纵疏横剥3刀，范围0.5cm（图1-39）。

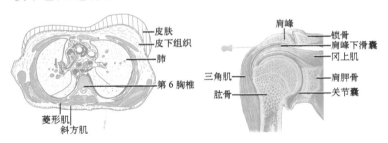

图1-38 斜方肌与背阔肌交界处　　　图1-39 斜方肌肩峰止点

六、手法操作

每次针刀术后，患者正坐位，助手单膝顶在患者背部中间，术者站在患者前面，双手放在肩关节上方，固定肩关节，嘱患者抬头挺胸，在患者挺胸到最大位置时，术者双手突然放开，使斜方肌强力收缩1次即可。

七、注意事项

治疗后各治疗点用棉球或无菌纱布按压,创可贴覆盖针眼,要求 24 小时内施术部位勿沾水,以免发生感染。

第五节　菱形肌损伤

一、概　述

本病以青壮年多见,是一种常见病、多发病。病变部位多位于肌肉的起点与止点,以及肌肉的行经路线上。过去多被统称为背痛,病程长,严重影响患者的生活质量。

二、相关解剖

1. 菱形肌

【体表定位】　被检查者侧卧位,其肩关节、肘关节均屈曲90°,检查者一手下压其肘部上方的臂外侧面,要求被检查者水平外展臂部,检查者另一手拇、示指可从外侧捏住被检查者两侧的斜方肌下部的肌纤维,然后带动肩胛骨充分外旋,即可显露斜方肌水平的大菱形肌。触诊部位在脊柱胸段和肩胛骨脊柱缘之间(图 1-40)。

【局部解剖】　菱形肌分为大菱形肌、小菱形肌,大、小菱形肌位于背上部斜方肌的深面,肩胛提肌的下方。小菱形肌呈窄带状,起自下位两个颈椎的棘突,附着于肩胛骨脊柱缘的上部,在大菱形肌上方,与大菱形肌之间隔以菲薄的蜂窝组织层。大菱形肌菲薄而扁阔,呈菱形,起自上位 4 个胸椎的棘突,向外下,几乎附着于肩胛骨脊柱缘的全长。神经支配为肩胛背神经。大、小菱形肌与肩胛提肌,前锯肌止点范围较广泛,有些肌纤维或纤维束可折皱或伸展至肩胛骨靠近内侧缘的背面和肋骨附着。

大菱形肌、小菱形肌可内收及内旋肩胛骨，并上提肩胛骨，使之接近中线（图1-41）。

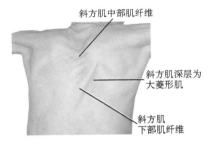

图1-40 菱形肌

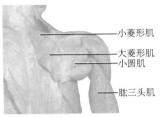

图1-41 菱形肌解剖

2. 肩胛骨内侧缘

【体表定位】 当身体作直立姿势，两臂自然下垂时，肩胛骨的轮廓稍微高起，可观察出肩胛骨上角、内侧缘和下角，特别是下角比较明显。用手均可触及上述各标志，上角和下角分别为内侧缘的上端和下端，分别平对第2肋和第7肋，可作体表标志（图1-42）。

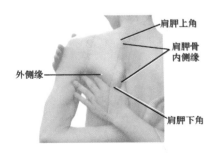

图1-42 肩胛骨内侧缘

【局部解剖】 肩胛骨是三角形扁骨,位于胸廓后面的外上方,高度介于第 2－7 肋。有两个面、三个角和三个缘。肩胛骨内侧缘位于肩胛骨的最内侧,与脊柱平行。内侧缘上端是肩胛骨上角,下端是肩胛骨下角(图 1-43)。

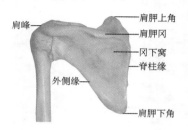

图 1-43 肩胛骨内侧缘解剖

3. 第 7 颈椎棘突

【体表定位】 第 7 颈椎位于颈椎与胸椎的交界处,因此形态与胸椎接近。第 7 颈椎棘突比其他颈椎棘突长且粗大,近似水平位的伸向后方,末端不分叉呈结节状,往往于皮下形成一隆起,故第 7 颈椎又称隆椎。第 3－5 颈椎的棘突埋于厚实的项韧带深面,一般不易触及。第 7 颈椎棘突可随着颈部转动而转动,且能在体表触及,因此可作为临床辨认椎骨序数的标志(图 1-44)。

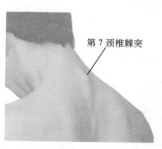

图 1-44 第 7 颈椎棘突

【局部解剖】　被检查者坐位或俯卧位,略向下低头,可在颈胸交接处见到明显的隆起,即为第 7 颈椎棘突。在项部后正中线从上向下触摸,在下颈段触及的特别明显的骨性突起为第 7 颈椎棘突。当颈部转动时,第 7 颈椎棘突可随之而移动,而第 1 胸椎则不动(图 1-45)。

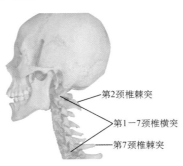

第2颈椎棘突

第1—7颈椎横突

第7颈椎棘突

图 1-45　第 7 颈椎棘突

4. 胸椎棘突

【体表定位】　被检查者坐位或俯卧位,坐位脊柱前屈时棘上韧带紧张,不宜触清棘突,需嘱被检查者适当伸直脊柱或者俯卧位,使棘上韧带放松,此时可清楚的触及棘突。胸椎棘突的计数以第 7 颈椎棘突为标志,由此向下顺序触摸。也可以以肩胛骨的相对位置作为参考,即人体直立两手下垂时,肩胛骨的上角对第 2 胸椎棘突平面,肩胛冈的内侧端平对第 3 胸椎棘突,肩胛骨下角则平对第 7 胸椎棘突(图 1-46)。

【局部解剖】　胸椎棘突由椎弓发出伸向后下,呈叠瓦状排列,棘突上附有棘上韧带,棘突间附有棘间韧带。胸椎棘突体表可触及,是重要的体表标志(图 1-47)。

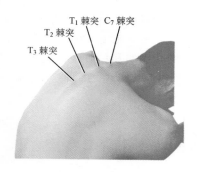

图 1-46　胸椎棘突

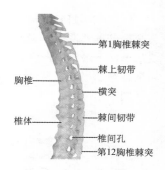

图 1-47　胸椎棘突

5. 肩胛骨上角

【体表定位】　被检查者坐位或直立位,医生用左手控制患者肩部近侧端,并向后推,肩胛骨脊柱缘上方会出现一个骨性突起,即肩胛骨上角(图 1-42)。

【局部解剖】　肩胛骨是三角形扁骨,位于胸廓后面的外上方,高度介于第 2－7 肋。有两个面、三个角和三个缘。肩胛骨上角与外侧角相对又称内角,平对第 2 肋。此处是肩胛提肌止点处,同时有冈上肌等肌肉附着(图 1-43)。

三、病因病理

　　该病大多由于上肢猛力掷物、摔跤,或上肢向后下方猛然用力引起急性损伤。急性损伤时出血、渗出,日久瘢痕粘连。这种损伤可波及肋骨面上,影响菱形肌的伸缩运动而发病。当上肢勉强活动时,牵拉到粘连处,就会引起新的损伤。如此反复,又治疗欠妥,则导致慢性病变。

四、临床表现与诊断

1. 病史　有急性损伤史或慢性劳损史。在急性损伤症状缓解后相当长一段时间才发病。

2. 疼痛 在 C_6-T_4 脊柱侧缘与肩胛骨脊柱缘间区内有突出的疼痛点,以肩胛骨内缘为主。局部可有肿胀,感到上臂沉重。呼吸时肩胛骨内侧缘疼痛,呼吸不畅或有刺痛。

3. 活动受限 患侧上肢活动受限,不敢持重物。

4. 压痛 压痛点在第5胸椎和肩胛下端的连线以上,大多数靠近肩胛骨的内侧缘。

五、针刀操作

1. 体位 俯卧位。

2. 体表标志

(1)肩胛骨内侧缘:当身体作直立姿势,两臂自然下垂时,肩胛骨的轮廓稍微高起,可观察出肩胛骨上角、内侧缘和下角,特别是下角比较明显。用手均可触及上述各标志,上角和下角分别为内侧缘的上端和下端,分别平对第2肋和第7肋,可作体表标志(图1-42)。

(2)第7颈椎棘突:第7颈椎位于颈椎与胸椎的交界处,因此形态与胸椎接近。第7颈椎棘突比其他颈椎棘突长且粗大,近似水平位的伸向后方,末端不分叉呈结节状,往往于皮下形成一隆起,故第7颈椎又称隆椎。第3-5颈椎的棘突埋于厚实的项韧带深面,一般不易触及。第7颈椎棘突可随着颈部转动而转动,且能在体表触及,因此可作为临床辨认椎骨序数的标志(图1-44)。

(3)胸椎棘突:被检查者坐位或俯卧位,坐位脊柱前屈时棘上韧带紧张,不宜触清棘突,需嘱被检查者适当伸直脊柱或者俯卧位,使棘上韧带放松,此时可清楚的触及棘突。胸椎棘突的计数以第7颈椎棘突为标志,由此向下顺序触摸。也可以以肩胛骨的相对位置作为参考,即人体直立两手下垂时,肩胛骨的上角对第2胸椎棘突平面,肩胛冈的内侧端平对第3胸椎棘突,肩胛骨下角则平对第7胸椎棘突(图1-46)。

(4)肩胛骨上角:被检查者坐位或直立位,医生用左手控制患者肩部近侧端,并向后推,肩胛骨脊柱缘上方会出现一个骨性突起,即肩胛骨上角(图1-42)。

(5)第1~4颈椎横突:在颈椎中,第1颈椎横突最长,较瘦的人在乳突直下一横指处可清楚扪及第1颈椎横突,向下每隔1cm为第2~4颈椎横突(图1-48)。

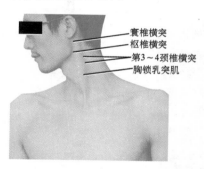

寰椎横突
枢椎横突
第3~4颈椎横突
胸锁乳突肌

图1-48　第1~4颈椎横突

3. 定点

(1)肩胛骨内上角的压痛点定1点,松解肩胛提肌止点。

(2)第1~4颈椎横突压痛点处定2~3点,松解肩胛提肌起点。

(3)肩胛提肌肌肉走形路线上压痛点处定1点,松解肩胛提肌肌腹的粘连和瘢痕。

(4)肩胛提肌止点内下方压痛点处定1点,松解小菱形肌止点的粘连和瘢痕。

(5)小菱形肌止点内下方压痛点处定1点,松解大菱形肌止点的粘连和瘢痕。

(6)C₆—T₄棘突旁定2～3点,松解大、小菱形肌起点的粘连和瘢痕。

4.操作

(1)肩胛骨内上角点:刀口线方向和肩胛提肌肌纤维方向平行,针刀体和背部皮肤呈90°,针刀经皮肤、皮下组织,达肩胛骨内上角边缘骨面,调转刀口线90°,向肩胛骨内上角边缘方向铲剥3刀,范围0.5cm(图1-49)。

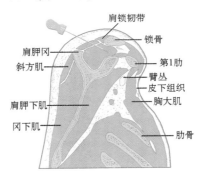

图1-49　肩胛骨内上角点

(2)第1～4颈椎横突点:以手指摸清横突后结节并压住,刀口线与颈长轴一致,刀体与皮面垂直。快速刺入皮肤,匀速推进,直达颈椎横突后结节骨面。行纵行疏通、横行剥离。如肌腱十分紧张,可将刀锋移至后结节的外下缘,调转刀口线45°沿骨面铲剥1～2刀,刀下有松动感后出刀(图1-50)。

(3)肩胛提肌肌腹压痛点:刀口线与躯干纵轴下段呈15°(与肩胛提肌肌纤维平行),刀体与外侧面呈60°。快速刺入皮肤,10～15mm,通过皮肤和皮下组织,遇有结节、条索状物和酸胀感时,行纵行疏通、横行剥离2～3刀即可(图1-51)。

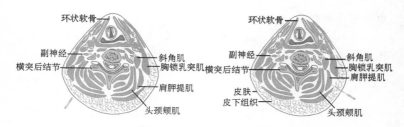

图 1-50　第 1~4 颈椎横突点　　　　图 1-51　肩胛提肌肌腹

（4）小菱形肌止点压痛点：在肩胛骨内上角，肩胛提肌止点内下方，摸准肩胛骨脊柱缘，寻找压痛点定位。刀口线和小菱形肌肌纤维方向平行，针刀体和背部皮肤呈 90°刺入，针刀经皮肤、皮下组织，达肩胛骨内侧骨面，然后针刀小心向内寻找肩胛骨内侧缘，当刀下有落空感时，即到达小菱形肌止点骨面，调转刀口线 90°，向内铲剥 3 刀，范围 0.5cm（图 1-52）。

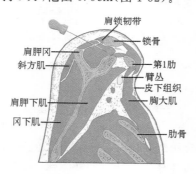

图 1-52　小菱形肌止点

（5）大菱形肌止点压痛点：在小菱形肌止点下方，摸准肩胛骨脊柱缘，寻找压痛点定位。刀口线和大菱形肌肌纤维方向平行，针刀体和背部皮肤呈 90°刺入，针刀经皮肤、皮下组织，达肩胛骨内侧骨面,然后针刀小心向内寻找肩胛骨内侧缘,当刀下有落空感时,即到达大菱形肌止点骨面,调转刀口线 90°,向内铲剥3 刀,范围 0.5cm(图 1-53)。

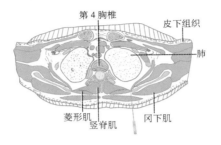

图 1-53　大菱形肌止点

(6)大、小菱形肌起点压痛点:在大、小菱形肌脊椎棘突附着点的痛点进刀,刀口线与躯干纵轴平行,刀体与脊柱侧皮面约呈15°刺入达棘突侧面,深入棘突顶下 5～10mm 处行纵横剥离,范围 0.3cm。刀下有松动感后出刀(图 1-54)。

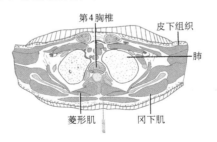

图 1-54　大、小菱形肌起点

六、手法操作

医生用一手向外侧推肩胛骨内侧缘,反复几次,增加粘连的松解。让病人内收上提肩胛骨,医生站于患侧侧方,握住其同侧腕上,向下外方牵拉,病人则用力拮抗之,反复2～3次。

七、注意事项

1. 摆体位时,要使肩胛骨放平,而不要使肩胛骨抬起,如肩胛抬起,则加深了进刀的深度和难度。扪清肋骨面并压住不放,对准肋骨面试探式进刀,以防不策。进刀时不可刺入肋间,以防刺伤肋间神经、血管、胸膜,造成不良后果。

2. 做肌肉起点与止点松解时,必须先确定骨性标志,尤其是肩胛骨脊柱缘的确定非常重要,方法是让患者上下活动肩胛骨,医生用拇指触摸到肩胛骨脊柱缘。切不可盲目做针刀松解,否则,可能因为解剖位置不清,造成创伤性气胸等严重后果。针刀操作时,铲剥一定在骨面上进行,不能脱离骨面。

3. 做肌腹部松解时,针刀在肌腹内操作,对损伤严重或者菱形肌发达的患者,针刀可以松解菱形肌与肋骨骨面的粘连,但针刀只能在肋骨面上操作,切不可深入肋间,否则可引起创伤性气胸等严重并发症。

4. 治疗后各治疗点用棉球或无菌纱布按压,创可贴覆盖针眼,要求24小时内施术部位勿沾水,以免发生感染。

第六节　下后锯肌损伤

一、概　述

本病常见于剧烈运动,突然转身、弯腰,或遇到其他不协调的活动,使呼吸节律突然打乱所致。损伤后都是肋部疼痛,呼吸受限,俗称"岔气"。对新鲜损伤,手法治疗效果较好;而陈旧性损伤,针刀闭合型手术治疗,疗效满意。

二、相关解剖

1. 下后锯肌

【体表定位】　当身体作直立姿势,两臂自然下垂时,肩胛骨的轮廓稍微高起,可观察出肩胛骨上角、内侧缘和下角,特别是下角比较明显。用手均可触及上述各标志,上角和下角分别为内侧缘的上端和下端,分别平对第 2 肋和第 7 肋,可作体表标志(图 1-55)。

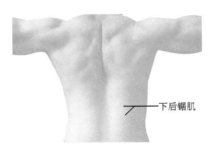

下后锯肌

图 1-55　下后锯肌

【局部解剖】　下后锯肌处在腰部的上段和下 4 个肋骨的外侧面,起自下两个胸椎及上两个腰椎棘突,止于下 4 个肋骨外侧面。下后锯肌的作用是下降肋骨帮助呼吸,受肋间神经支配。

下 4 肋和脊柱的夹角,称脊肋角,正常时约为 70°。下后锯肌与脊柱下段和肋骨的夹角分别约 120°和 90°,因此,下后锯肌沿肌肉的纵轴收缩可使肋骨下降。肋骨下降,胸廓收缩,胸腔变小,故呼气。正常情况下,下后锯肌随着呼吸有规律地不停收缩和舒张(图 1-56)。

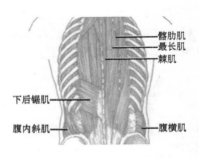

髂肋肌
最长肌
棘肌

下后锯肌

腹内斜肌

腹横肌

图 1-56　下后锯肌解剖

2. 胸椎棘突

【体表定位】　被检查者坐位或俯卧位,坐位脊柱前屈时棘上韧带紧张,不宜触清棘突,需嘱被检查者适当伸直脊柱或者俯卧位,使棘上韧带放松,此时可清楚的触及棘突。胸椎棘突的计数以第 7 颈椎棘突为标志,由此向下顺序触摸。也可以以肩胛骨的相对位置作为参考,即人体直立两手下垂时,肩胛骨的上角对第 2 胸椎棘突平面,肩胛冈的内侧端平对第 3 胸椎棘突,肩胛骨下角则平对第 7 胸椎棘突(图 1-46)。

【局部解剖】　胸椎棘突由椎弓发出伸向后下,呈叠瓦状排列,棘突上附有棘上韧带,棘突间附有棘间韧带。胸椎棘突体表可触及,是重要的体表标志(图 1-47)。

3. 腰椎棘突

【体表定位】　被检查者俯卧位,胸椎棘突以下腰部正中线上可触及较宽的腰椎棘突顶和较宽的棘突间隙。正常腰椎具有向前的曲度,因此相邻两棘突较近,有时难以触清棘突间隙,此时可于被检查者腹下垫一薄枕,使棘突间隙增大而易于触及。另外,还可以根据髂嵴判定腰椎棘突节段,将两侧髂嵴最高点连线,在男性此线通过第 4 腰椎棘突或第 4、5 腰椎棘突之间,在女性此线已通过第 4、5 腰椎棘突之间为最多(图 1-57)。

【局部解剖】 腰椎棘突呈长方形扁板状,水平位伸向后方,末端增厚且位于皮下,相邻棘突间隙大而互不掩盖,因而易于触及(图 1-58)。

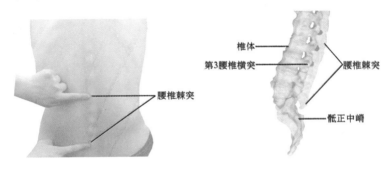

图 1-57　腰椎棘突　　　　　　图 1-58　腰椎棘突解剖

三、病因病理

由于人体各种活动和突然动作,使正常的呼吸节律受到破坏,又由于下后锯肌分成 4 条肌束带终止于下 4 条肋骨,也就容易在突然接到改变伸、缩信号时,4 条肌束带不能同步进行伸、缩动作,很可能在某一个时间的"瞬间"上,4 条肌束带的伸、缩中有一条或两条与其他肌束运动相反或者不同步,易于造成收缩肌束的牵拉性损伤。新伤者,可引起肌、腱纤维部分断裂,少量出血、渗出、水肿等急性改变,日久则可产生肌起、止点处的瘢痕挛缩或肌腹的损伤处与周围组织的粘连。

四、临床表现与诊断

1. 病史　有突发性胸背下部疼痛病史。

2. 急性损伤　胸背下部剧烈疼痛,强迫性气短,脊柱向患侧弯,不敢翻身。

3. 慢性期　可分为以下两种情况。一种是疼痛点多在下后锯肌止点的下 4 个肋骨的骨面上,呼吸轻度受限。另一种是疼痛点多在下后锯肌中段 4 条肌束带上,疼痛较重,正常呼吸受影响,出现强迫性气短。压痛的位置在 T_{11}-L_2 棘突到第 9－12 肋骨的背侧面区域内,均在肋骨面及棘突面上。呼气时疼痛明显加重。在第 9－12 肋骨的肌附着点(肋骨角附近的肋骨面上)有明确的压痛点。

五、针刀操作

1. 体位　患者俯卧位,患侧肋弓下垫以薄枕,使术野开阔。或侧卧治疗床上,患侧朝上,健侧朝下,患侧上肢放于胸前。

2. 体表标志

(1)第 11 胸椎棘突:沿第 12 肋骨面,向脊柱侧摸到脊柱棘突时,为第 11 胸椎棘突(图 1-59)。

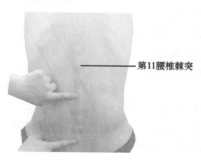

第11腰椎棘突

图 1-59　第 11 腰椎棘突

(2)下后锯肌止点:肋骨面相当下 4 肋肩胛线的两侧近区内。

3. 定点

(1)下后锯肌的起点:距 T_{11}-L_2 的棘突侧面 10mm 处,可定 1~4 点。

(2)下后锯肌的止点:下 4 肋的肩胛线两侧近区内的肋骨压痛点上,可定 1~3 点。

(3)下后锯肌的肌腹与肋骨面的交叉点:即肌腹与竖脊肌在肋骨面的交叉点,可定 1~3 点。

4. 操作

(1)下后锯肌起点(棘突外侧面):刀口线与棘突顺列平行,刀体和皮面外侧约呈 80°,刺入皮下达棘突顶骨面,稍提起针刀,调整刀锋到棘突侧面,与软组织交界处(即下后锯肌的附着处)深入 5mm 后,调转刀口线与脊柱上段呈 60°,与下后锯肌纤维平行,行纵行疏通、横行剥离,切开痛性硬结。棘突外侧点均如此操作(图 1-60)。

(2)下后锯肌止点:刀口线和患处肋骨呈 90°(与肌纤维平行),即与躯干纵轴呈 45°左右,刀体与皮面垂直刺入,深度达肋骨面,沿肌纤维纵轴,先纵行疏通后,再横行剥离。如肌腱硬韧紧张,可提起针刀至肌腱浅面,调转刀口线 90°,与肌腱纤维走行方向垂直,在肋骨面上,切开肌腱 1~2 刀(图 1-61)。

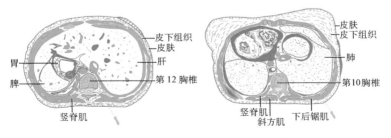

图 1-60 下后锯肌起点　　图 1-61 下后锯肌止点

(3)下后锯肌肌腹粘连点:刀口线和下后锯肌纤维纵轴平行,即与肋骨长轴的外侧呈 90°～100°,刀体与皮面垂直刺入,深度达肋骨面,先纵行疏通,再横行剥离,遇有结节,条索样物,将其纵行切开,有松动感后出刀(图 1-62)。

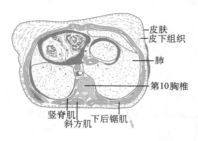

图 1-62　下后锯肌肌腹粘连点

六、手法操作

首先,医生用双手拇指,以与下后锯肌肌纤维垂直的方向推按肌束(即与脊柱纵轴垂直的方向),反复进行数次。其次,让病人坐于床上,双下肢伸直,病人以右手摸左足,以左手摸右脚,反复屈背、弯腰、以手摸足行侧屈运动数次。最后,再让病人做深吸气和深呼气动作数次即可。

七、注意事项

1. 必须搞清压痛点处的肋骨面,定点于肋骨面上,尤其是肥胖病人更应仔细扪摸,对肋骨面应确定无疑方可定点。在进刀时,一定要用手指压迫固定皮肤于肋骨面上,然后在指端处进刀,以防滑落刺入肋间。

2. 在剥离操作时,刀锋必须在肋骨面和肋骨下缘的骨面以上活动,不可再深入,以防刺伤肋间神经血管。

3. 严禁在肋间隙进刀。如压痛点在肋骨下缘处，在进刀时更要注意。可采用以下方法，以策安全：先将肋下缘处皮肤以拇指压住，将其推到肋骨面上，固定；再在定点处进刀，直达骨面上；此时，松开皮肤，刀锋随之移到肋骨下缘处；然后，再沿肋骨下缘进刀少许，即可剥离。在肋上缘进刀则以此类推。

4. 治疗后各治疗点用棉球或无菌纱布按压，创可贴覆盖针眼，要求 24 小时内施术部位勿沾水，以免发生感染。

第七节　前锯肌损伤

一、概　述

前锯肌损伤多见于运动员，特别是当举重运动员常常发生"肩背痛"，但又找不到痛点时，多应考虑为前锯肌损伤。本病容易误诊而久治不愈。针刀医学对本病的病因病理有着全新的认识，有较好的临床效果。

二、相关解剖

1. 前锯肌

【体表定位】　在胸部的侧面，胸大肌轮廓的下方，肌肉发达的人可以观察到前锯肌和腹外斜肌相互交错的肌齿。用手向前推重物或者用手攀于头后且肘部用力前仰时，前锯肌的肌齿即可清楚地观察和触及（图 1-63）。

【局部解剖】　前锯肌为一宽大的扁平肌，以锯齿状肌束起自第 1－9 肋，其肌腱膜覆盖在肋间肌上。

前锯肌大体上分上下两部分，上部肌纤维起点较集中，多位于第 1－3 肋腋前中线处，止点较分散地止于肩胛骨脊柱缘的腹侧面，中间紧贴胸廓侧壁沿其曲度向后行，呈扇形分布，下部纤维

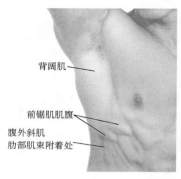

图 1-63　前锯肌

分别起于第 4—9 肋,而较为集中地止于肩胛下角的腹侧面,形成与上部纤维方向相反的扇形。前锯肌受胸长神经(C_5—C_6)支配。

前锯肌能使肩胛骨内线紧密贴合胸壁,下部纤维拉肩胛骨向外并降低肩胛骨。两部纤维可协助上臂上举到垂直部位,并有提肋作用。

前锯肌是肩胛骨腹面唯一与胸廓联系的肌肉,从而形成肩胛-胸壁关节,当然它不具有关节的结构条件,但它有关节的一些特征,关节周围有两个间隙,一为前锯肌与胸壁间隙;一为前锯肌与肩胛骨的间隙。

前锯肌与胸壁间隙又称前肩胛前间隙,位于覆盖前锯肌前面的筋膜和贴在胸壁外面的筋膜之间,是各方都密闭的间隙。间隙内充满板样蜂窝组织,保证肩胛骨沿胸壁活动。该间隙常有两个滑膜囊:其一是位于肩胛骨与上 3 根肋骨之间的肩胛下滑液囊,位于前锯肌和胸廓上外侧部之间的蜂窝组织中。其二是肩胛骨下角和胸壁之间的前锯肌下滑液囊。前锯肌与肩胛骨的间隙又称为后肩胛前间隙,位于覆盖肩胛下肌之肩胛下筋膜及前锯肌之间,是腋窝的直接延续,其内填充大量的疏松结缔组织。由于有这一类似关节的存在,肩胛骨围绕胸廓上下活动达10～12cm,内外活动可达 15cm。同时肩胛骨的周围还有其他肌附着,因此,其运动:上、下可达 100～125mm 内收、外展达150mm、旋转范围达 60°。在工作、劳动和运动中,提物、举物的劳作及举重等运动中,此类活动无一不需要前锯肌在紧张的收缩下将肩胛骨固定于胸壁上来完成,因此前锯肌也易于受伤(图 1-64)。

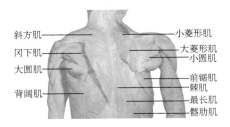

图 1-64　前锯肌解剖

2. 肩胛冈

【体表定位】　被检查者坐位或俯卧位,肩胛冈位于肩胛骨背面的上部,可在皮下清晰触及,为一条横行骨嵴(图 1-65)。

【局部解剖】　肩胛冈是肩胛骨背面的一条横行骨嵴,是一条横断面为三角形的骨性隆起带。肩胛冈的嵴状游离缘为冈上

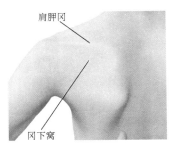

图 1-65　肩胛冈

下窝的分界线。肩胛冈外侧端移行为肩峰（图1-66）。

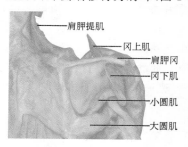

肩胛提肌
冈上肌
肩胛冈
冈下肌
小圆肌
大圆肌

图1-66　肩胛冈解剖

3. 肩胛骨内侧缘、上角和下角

【体表定位】　当身体作直立姿势，两臂自然下垂时，肩胛骨的轮廓稍微高起，可观察出肩胛骨上角、内侧缘和下角，特别是下角比较明显。用手均可触及上述各标志，上角和下角分别为内侧缘的上端和下端，分别平对第2肋和第7肋，可作体表标志（图1-42）。

【局部解剖】　肩胛骨内侧缘位于肩胛骨的最内侧，与脊柱大致平行。内侧缘上端是肩胛骨上角，下端是肩胛骨下角。肩胛骨上角与外侧角相对又称内侧角。外侧角最肥厚，有梨形关节面称为关节盂，与肱骨头相关节（图1-67）。

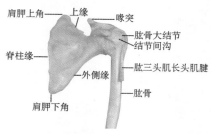

肩胛上角　　上缘　　喙突
　　　　　　　　　　　肱骨大结节
　　　　　　　　　　　结节间沟
脊柱缘
　　　　　　　　　　　肱三头肌长头肌腱
　　　　　外侧缘
　　　　　　　　　　　肱骨
肩胛下角

图1-67　肩胛骨内侧缘、上角和下角

三、病因病理

1. 病因

(1)一般为外伤引起,亦有劳损所致者。

(2)病人多为运动员,特别是举重运动员常见。究其原因可能是,举重量过大,如超过体重的90%,则易引起前锯肌损伤。

(3)在运动中已疲劳的情况下更易产生损伤,举重运动的技术错误等。而一般工作人员也常见到这类病人,多为中老年病人,经常做一些背、扛的劳动的人们,或经常提秤称物的经营者等。

2. 病理

(1)腱损伤,即前锯肌和肩胛下肌在肩胛骨内侧面的腱附着点处的损伤。

(2)肩胛骨与胸壁间的腱围结构的损伤,即多个滑液囊和脂肪垫的无菌性炎症。前锯肌损伤多伴有肩胛下滑囊炎。

四、临床表现与诊断

1. 病史　一般都有劳损史或运动损伤史,多有举重物,举重等受伤史。如经常称秤的经营者就常有患此病者,便是长时间积累损伤所致。

2. 疼痛　肩胛部酸胀疼痛轻者肩胛部酸痛,痛于肩胛下肩胛骨深面,病人能感到疼痛,甚至疼痛难忍,但多无压痛。重者肩胛骨、胸壁间疼痛,甚至不能呼吸,深呼吸时明显加重,病人可以清楚指出疼痛发生于肩胛骨内侧面。

3. 放射痛　经常出现胸大肌放射痛,由肩部深面向胸大肌放射,有时疼痛重而难以承受。呼吸痛深吸气时疼痛加重为该肌损伤的突出特点,可与单纯肩胛下滑液囊炎区别。

4. 压痛　压痛点检查痛点时必须让肩部肌放松,然后用手搬动肩胛骨内侧缘,使肩胛骨内侧缘撬起,再以手指压向肩胛骨内侧缘的肋面处,方能得到压痛点。

5. 肩胛胸壁关节检查　嘱病人放松肩部肌。检查者一手顶推肩胛骨外侧缘,另一手在其肩胛骨内侧缘由皮面插入肩胛骨与胸壁之间隙内,触及有无压痛及肩胛骨活动情况。如手指不能插入,或有压痛和活动受限即为阳性。常见于肩胛骨与胸壁之间的粘连性病变。亦可从肩胛骨外侧缘的肩胛胸壁间隙检查其触痛处。肩胛下滑液囊炎时,没有呼吸痛,却有肩胛骨叩击痛。

五、针刀操作

1. 体位　俯卧位(压痛点在肩胛骨后缘)或侧卧位(压痛点在肩胛骨前缘)。上肢放于躯干两侧,嘱病人耸肩,将肩胛骨稍抬起,使肩胛骨与胸壁有较大的间隙。

2. 体表标志

(1)肩胛冈:肩胛骨背面的一条隆起的骨嵴,几呈水平位走向,其外侧端逐渐高起,伸向关节盂上方,形成肩峰。将肩胛骨背面分成冈上窝和冈下窝(图 1-65)。

(2)肩胛骨内侧缘:不完全与脊柱平行。当身体作直立姿势,两臂自然下垂时,肩胛骨的轮廓稍微高起,可观察出肩胛骨内侧缘、上角、和下角。用手均可触及上述各标志,上角和下角分别为内侧缘的上端和下端,分别平对第 2 肋和第 7 肋,可作体表标志(图 1-42)。

(3)肩胛骨外侧缘:其上方为关节盂,盂下方有三角形的粗糙面为盂下结节,关节盂下方为肩胛骨外侧缘(图 1-42)。

(4)肩胛骨下角:当身体作直立姿势,两臂自然下垂时,肩胛骨的轮廓稍微高起,可观察出肩胛骨上角、内侧缘和下角,特别是下角比较明显。肩胛骨两侧下角平对第 7 肋,可作体表标志(图 1-42)。

3. 定点

(1)肩胛骨内侧缘点:正对肩胛骨内侧缘与胸壁间的压痛点,可定1~3点。此点必须与肩胛骨缘内侧有一段距离,至少要有10mm,只有这样进针刀至皮下后,才有调整余地,才能倾斜很大的角度,几乎与皮面平行,并推进至宿胛骨内侧面下,并要与肋骨的表面呈平行状态。这样才不至于将针刀误入胸膜腔中。

(2)肩胛下角点:肩胛骨下角与胸壁间压痛点,定1点。

4. 操作

(1)肩胛骨内侧缘点:刀口线与躯干纵轴平行,刀体与皮面垂直。快速刺入皮肤,进入皮下组织。刀柄向对侧肩胛骨对应部位倾斜,几乎贴到皮面,刀锋向肩胛胸壁间推进,应紧贴肩胛骨内侧面切开2~3刀然后继续向关节间行进,当到达关节中段部位时,进行通透剥离。刀下有松动感后出刀(图1-68)。

(2)肩胛下角点:即肩胛骨下缘与胸壁间点,刀口线与躯干纵轴平行,刀体与皮面垂直。快速刺入皮肤与皮下组织。再向内下方倾斜刀体,几乎与皮面平行,然后沿胛骨内侧面向上外推进约10mm,行通透剥离(图1-69)。

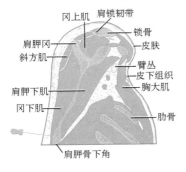

图 1-68　肩胛骨内侧缘点

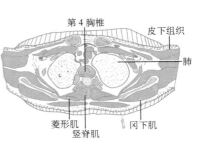

图 1-69　肩胛下角点

六、手法操作

协助病人做肩部外展、外旋动作,收紧前锯肌,使肩胛骨紧贴胸壁,并连续做几次深呼吸。然后,让病人主动进行患侧肩关节的各个方向的运动,并做耸肩的动作,增加肩胛胸壁关节的活动度。

七、注意事项

1. 本病虽然疼痛严重,但位置隐蔽,故诊断比较难,所以应提高对此病的诊断意识。

2. 肩胛下肌和肩胛下滑液囊位置深在于肩胛骨下,麻醉和针刀操作都比较困难。因此,必须摆好体位,让病人耸肩使肩胛骨与胸壁的间隙尽量开大,有利于针刀操作。

3. 本病的针刀操作要求严格,不得有误。因为操作部位与胸膜腔十分贴近,仅仅隔一层肋骨,且这层肋骨又有肋间隙,可以进入针与刀。针刀刺入时,必须尽量使刀体与胸廓的肋骨面平行,绝不可增加刺入的角度而刺入肋间,如进刀的方向掌握不好,很容易误入胸膜腔,造成气胸。

4. 肩胛下肌由 C_5—C_7 神经支配,颈椎病时亦可有类似前锯肌损伤的症状出现,故应注意该处疼痛与颈椎病的联系,以免误诊。

5. 治疗后各治疗点用棉球或无菌纱布按压,创可贴覆盖针眼,要求 24 小时内施术部位勿沾水,以免发生感染。

第八节　胸段棘上韧带损伤

一、概　述

胸段棘上韧带损伤比较常见。脊柱的弯曲活动,常使其损伤。突然性外伤也常使棘上韧带损伤。急性损伤用恰当的手法治疗,效果较好,陈旧性的损伤,针刀治疗效果较好。

二、相关解剖

1. 棘上韧带

【局部解剖】　棘上韧带是架在各椎骨棘突尖上的索状纤维软骨组织。起自第 7 颈椎棘突,止于骶中嵴。棘上韧带在颈部特别发达,构成颈部两侧肌肉之间的中膈,故称项中膈或项韧带。胸段棘上韧带为一狭长韧带,起于第 7 颈椎棘突,向下沿棘突尖部止于骶中嵴,此韧带的作用是限制脊柱过度前屈,此韧带附着于除上 6 个颈椎以外的所有椎体(包括胸椎和腰椎)的棘突。当脊柱前屈时被拉直,后伸时复原,故棘上韧带具有一定的弹性,但无弹力纤维,过屈可受损。在棘上韧带与棘间韧带上有脊神经后支的神经末梢分布(图 1-70)。

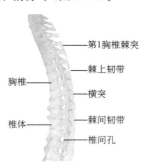

图 1-70　棘上韧带

2. 胸椎棘突

【体表定位】　被检查者坐位或俯卧位,坐位脊柱前屈时棘上韧带紧张,不宜触清棘突,需嘱被检查者适当伸直脊柱或者俯卧位,使棘上韧带放松,此时可清楚的触及棘突。胸椎棘突的计数以第7颈椎棘突为标志,由此向下顺序触摸。也可以以肩胛骨的相对位置作为参考,即人体直立两手下垂时,肩胛骨的上角对第2胸椎棘突平面,肩胛冈的内侧端平对第3胸椎棘突,肩胛骨下角则平对第7胸椎棘突(图1-46)。

【局部解剖】 胸椎棘突由椎弓发出伸向后下,呈叠瓦状排列,棘突上附有棘上韧带,棘突间附有棘间韧带。胸椎棘突体表可触及,是重要的体表标志(图1-71)。

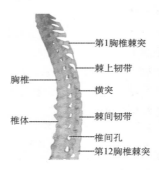

图 1-71　胸椎棘突

三、病因病理

如脊柱受到暴力扭曲或脊柱屈曲时,棘上韧带就会受到急性损伤。日久,棘突顶部上、下缘的出血、水肿等改变会逐渐机化而形成粘连、瘢痕、挛缩,压迫脊神经后支的内侧支,因而产生顽固性疼痛。

脊柱前屈时,棘上韧带被拉紧,特别是长年低头、屈背工作的人,包括常做家务劳动的人们,其附着点部位受到牵拉,逐渐使某些韧带纤维撕裂,或自骨质上掀起,久之发生韧带剥离或断裂。棘上韧带损伤点多位于棘突顶部的上下缘。损伤时间较长,棘上韧带棘突顶部上下缘瘢痕、挛缩,引发顽固性疼痛。

脊椎棘突顶部痛的病理改变如下:①韧带的胶原纤维玻璃样变;②脂肪样变;③胶原纤维破裂;④韧带化生为软骨或骨组织;⑤韧带止点潮线处骨组织增生;⑥小动脉硬化;⑦韧带囊性变。这些变化纯系末端病改变,多系先有变性,后有损伤。

四、临床表现与诊断

1. 病史　有劳损史或急性损伤史。此病多发于女性,尤其是中年女性,可能与其工作与家务劳动过重有关。

2. 疼痛　腰背部中线疼痛,痛点明确,局限于某个或某几个棘突顶部位,轻者酸痛,重者刀割样,可放散到棘突周围,有时影响睡眠。弯腰、平卧时疼痛加重。亦有脊柱背伸时疼痛者。

3. 压痛　压痛部位表浅,痛点敏感,局限于棘突顶部位,或在棘突顶部上、下缘的骨面上。

4. 活动受限　腰背部活动受限。

5. 特殊检查　抬物试验阳性;阻滞诊断法:应用局麻药阻滞痛点后,疼痛应立即消失。

6. 影像学检查　晚期病例 X 线摄片可见棘突的韧带附着处有骨质硬化、变尖,或有游离的钙化影。

五、针刀操作

1. 体位　俯卧位,小腹下垫以薄枕,使脊柱轻微后凸,棘间间隙稍开大,利于施术。

2. 体表标志

(1)第 7 颈椎棘突:从项部正中向下扪触,颈胸交界处最隆起的骨凸即为第 7 颈椎(图 1-72)。

(2)胸椎棘突:被检查者坐位或俯卧位,坐位脊柱前屈时棘

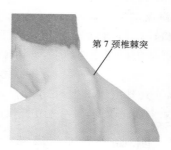

图 1-72　第 7 颈椎棘突

上韧带紧张,不宜触清棘突,需嘱被检查者适当伸直脊柱或者俯卧位,使棘上韧带放松,此时可清楚的触及棘突。胸椎棘突的计数以第 7 颈椎棘突为标志,由此向下顺序触摸。也可以以肩胛骨的相对位置作为参考,即人体直立两手下垂时,肩胛骨的上角对第 2 胸椎棘突平面,肩胛冈的内侧端平对第 3 胸椎棘突,肩胛骨下角则平对第 7 胸椎棘突。沿第 12 肋骨面,向脊柱侧摸到脊柱棘突时,为第 11 胸椎棘突(图 1-46)。

3. 定点　棘突顶部或棘突顶部的上、下缘骨面上的压痛点。可在多个病变棘突顶部定点。

(1)棘突顶部压痛点定 1 点,以松解棘上韧带。

(2)棘突顶上缘压痛点定 1 点,以松解棘上韧带。

(3)棘突顶下缘压痛点定 1 点,以松解棘上韧带。

4. 操作

(1)棘突顶部压痛点:在棘突顶点上进刀,刀口线和脊柱纵轴平行,刀体与皮面垂直刺入,达棘突顶部骨面行纵、横疏通、剥离(图 1-73)。

(2)棘突顶部上缘压痛点:如痛点在棘突顶部上缘,当刀锋到达棘突顶部后,使刀体和下段脊柱呈 45°,再斜刺入约 5mm 左右,紧贴棘突上缘骨面做纵、横疏通、剥离(图1-74)。

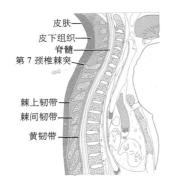

图1-73　棘突顶部压痛点

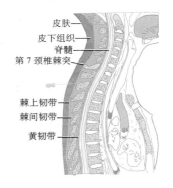

图1-74　棘突顶部上缘压痛点

(3)棘突顶部下缘压痛点:刀锋亦先达棘突顶,然后,刀体向上倾斜45°,再斜刺下5mm左右,在棘突顶部下角的骨面上,行纵行疏通、横行剥离1～2下。如遇韧性结节则纵行切开即可(图1-75)。

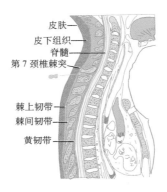

图1-75　棘突顶部下缘压痛点

六、手法操作

病人站立位,让病人做躯干的屈曲动作,尽量屈曲到最大限度,然后医生在背部加力,帮助病人屈背弯腰,反复 2～3 次。

七、注意事项

1. 不可在棘间部位进刀,这样既损伤正常组织,又达不到治疗目的。

2. 在棘突的周围不可刺入太深,刀锋一定在棘突顶周围 5mm 之内,防止伤害正常组织。

3. 在棘上韧带做针刀操作,刀口线必须与棘上韧带纤维平行。从解剖学上知道,棘上韧带在胸椎和腰骶关节间本来就比较薄弱,因此才易发生损伤。如果错误操作,再将棘上韧带横行切割,将增加棘上韧带的损伤,应予避免。

4. 治疗后各治疗点用棉球或无菌纱布按压,创可贴覆盖针眼,要求 24 小时内施术部位勿沾水,以免发生感染。

第九节　肋间神经卡压综合征

一、概　述

外伤、劳损、带状疱疹及胸外科开放性手术后瘢痕粘连等均可以引起肋间神经的卡压,此处卡压患者疼痛剧烈,封闭、理疗等方法难以解决问题,针刀可以对卡压的肋间神经进行准确的松解。

二、相关解剖

1. 肋间神经

【局部解剖】　肋间神经共 11 对,在相应肋间隙内沿肋沟前

行,至腋前线附近发出外侧皮支。在12对胸神经的前支中,上
11对位于肋间隙,即肋间神经,第12对胸神经腹侧支位于第12
肋的下方,故称肋下神经。肋间神经主要分布于胸壁和腹壁。
上两对肋间神经除分布于胸壁外,还分布到上肢。其中第2肋
间神经外侧支较粗大,称肋间臂神经,横经腋窝,分布于腋窝和
臂内侧皮肤。第3-6对肋间神经仅分布于胸壁,第7-11对肋
间神经分布于胸壁和腹壁,肋下神经分布到腹壁及臀部皮肤(图
1-76)。

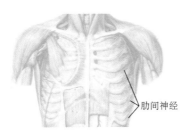

肋间神经

图 1-76　肋间神经解剖

2. 肋软骨

【体表定位】　被检查者坐位,检查者可在锁骨下缘和胸骨
柄外侧缘之间触及第1肋软骨。在不易触诊的个体,可要求其
做快速、重复的吸气动作以抬高肋骨,便于触诊。胸骨角平对第
2肋间隙,以此可确定第2-3肋,并依次能摸到第4-7肋(图1-
77)。

【局部解剖】　肋软骨为透明软骨,呈扁圆形,位于肋的前
端。上7对肋软骨的内侧端与胸骨相连,第8-10对肋软骨的
内侧端不到达胸骨,各与上位肋软骨相连。肋软骨的外侧端与
肋骨相连(图1-78)。

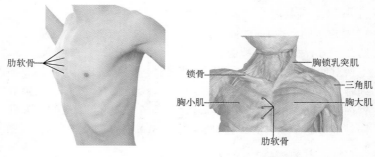

图 1-77　肋软骨　　　　　图 1-78　肋软骨解剖

3. 肋角

【体表定位】　被检查者坐位或俯卧位,肋角位置表浅,在体表上竖脊肌的外侧缘可以触及。在胸廓上部肋角距后正中线较近,第 2 肋的肋角距棘突 6cm 左右;在胸廓下部则距中线较远,第 10 肋的肋角距棘突外侧 10cm 左右,其他肋角在上述两点的连线上(图 1-79)。

【局部解剖】　肋角在肋结节外侧 3～5cm 处,肋骨体在水平面上向前弯曲,在弯曲处形成肋角(图 1-80)。

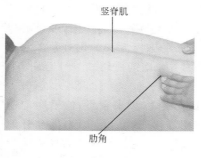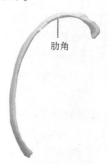

图 1-79　肋角　　　　　图 1-80　肋角解剖

4. 第 12 肋

【体表定位】　被检查者坐位或俯卧位,通常在胸廓下方、肋弓后方,竖脊肌的外侧皮下可触及第 12 肋的外侧段(图 1-79)。

【局部解剖】　第 12 肋位于胸廓后面最下方,前端游离伸入腹侧壁肌层中,故称浮肋(图 1-81)。

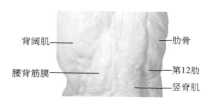

背阔肌————　　　　　　　————肋骨

腰背筋膜————　　　　　　　————第12肋

　　　　　　　　　　　　　　　————竖脊肌

图 1-81　第 12 肋解剖

　5. 肋弓

【体表定位】　被检查者坐位,嘱其做深吸气动作,在上腹部上方可见两弓状骨性突起。由剑胸结合向两侧触诊,可触及此结构(图 1-82)。

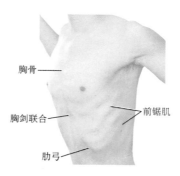

胸骨————

胸剑联合————　　　　　————前锯肌

肋弓————

图 1-82　肋弓

【局部解剖】 肋弓位于胸前壁下缘,从剑突两侧相邻的第 7 肋软骨起,分别向两侧的外下方呈弓状的延伸,直到第 12 肋肋尖,由第 7、8、9、10 肋依次连结而成,又称肋缘(图 1-83)。

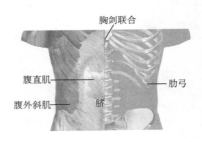

图 1-83　肋弓解剖

三、病因病理

肋间隙即肋与肋之间的间隙,隙内有肋间肌肉、血管、神经和结缔组织膜等结构。肋间隙的宽窄不一,上部肋间隙较窄,下部较宽;肋间隙前部较宽,后部较窄,但可随体位的变化而改变。肋弯曲而有弹性,第 5～8 肋曲度大,易发生骨折。骨折断端如向内位移,可刺破胸膜和肋间血管及神经。当肋间内肌和肋间外肌因外伤、劳损、开放性手术、带状疱疹等损伤后,肌肉痉挛可引起肋间神经受到卡压,日久肋间神经周围的粘连瘢痕压迫刺激了肋间神经引起侧胸部疼痛等临床表现。

四、临床表现与诊断

1. 疼痛　侧胸疼痛,呈持续性隐痛、阵发性加剧,老年患者可因为胸痛不敢咳嗽,造成排痰困难、呼吸道分泌物堵塞、引起肺不张等严重并发症。

2. **检查** 卡压部位的 Tinel 征(＋)。

五、针刀操作

1. **体位** 健侧卧位。

2. **体表标志**

(1)肋软骨:被检查者坐位,检查者可在锁骨下缘和胸骨柄外侧缘之间触及第1肋软骨。在不易触诊的个体,可要求其做快速、重复的吸气动作以抬高肋骨,便于触诊。胸骨角平对第2肋间隙,以此可确定第2—3肋,并依次能摸到第4—7肋(图1-77)。

(2)肋角:被检查者坐位或俯卧位,肋角位置表浅,在体表于竖脊肌的外侧缘可以触及。在胸廓上部肋角距后正中线较近,第2肋的肋角距棘突6cm左右;在胸廓下部则距中线较远,第10肋的肋角距棘突外侧10cm左右,其他肋角在上述两点的连线上(图1-79)。

(3)第12肋:被检查者坐位或俯卧位,通常在胸廓下方、肋弓后方,竖脊肌的外侧皮下可触及第12肋的外侧段(图1-79)。

(4)肋弓:被检查者坐位,嘱其做深吸气动作,在上腹部上方可见两弓状骨性突起。由剑胸结合向两侧触诊,可触及此结构(图1-82)。

3. **定点** 相应节段肋骨间隙寻找压痛点,Tinel 征(＋)处定1~2点。

4. **操作** Tinel 征(＋)点:针刀体与皮肤垂直,刀口线与肋弓方向一致,针刀经皮肤、皮下组织、筋膜,直达肋骨骨面,然后针刀向下探寻,当有落空感时已到肋骨下缘,沿肋骨下缘向下铲剥2~3刀,范围不超过0.5cm(图1-84)。

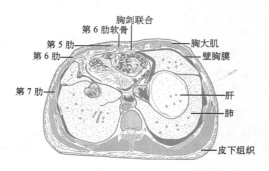

图 1-84　Tinel 征(＋)点

六、手法操作

医生站在患者身后,患者双上肢交叉放在肩上,医生按住患者肘关节后向后上方牵引,达到最大限度时,停顿后即刻再向后上方牵拉 1 次,还可让患者做引体向上,扩胸等主动运动。

七、注意事项

1. 在做针刀松解时,针刀先到达肋骨骨面,沿骨面向下找到肋骨下缘。针刀松解一定在肋骨骨面上操作,不可超过肋骨下缘,否则可能刺破胸膜引起创伤性气胸。

2. 治疗后各治疗点用棉球或无菌纱布按压,创可贴覆盖针眼,要求 24 小时内施术部位勿沾水,以免发生感染。

第十节　胸长神经卡压综合征

一、概　述

胸长神经卡压综合征是由于胸长神经卡压卡压而引起的一

种以肩部疼痛，肩部外展无力及抬肩困难为主要症状的疾病。胸长神经是人体最长的纯运动神经，起源于 C_5、C_6、C_7 神经根，支配前锯肌。胸长神经卡压征引起的胸痛临床上并不多见，易被临床医生忽略。左侧胸长神经卡压征引起的胸痛往往需要和心绞痛鉴别。

二、相关解剖

1. 胸长神经

【局部解剖】　胸长神经共有 3 根，起自 C_5、C_6、C_7 脊神经前支的后侧，上两根在臂丛深面穿中斜角肌，下根行于中斜角肌之上面，经腋窝达于前锯肌。由臂丛干发出之背支来自上干，包括肩胛上神经和支配锁骨下肌的神经。初起时神经位于神经后丛，穿过中斜角肌，然后达前锯肌最上面发出分支。神经沿前锯肌下行，发出分支支配每个舌样肌束。前锯肌组成腋中壁，其作用：肌的上部使肩胛骨拉向前方，肌的下部使肩胛骨拉向前下。该肌具有将肩胛骨固定至胸壁的作用。当用双臂将身体前推时，其作用是对抗重力作用。大多数肩胛背神经在 C_5 的起始与胸长神经的合干，合干部分穿经中斜角的腱性起源和腱性纤维环，起源于 C_5 的胸长神经也可与肩胛背神经一起受到卡压（图1-85）。

2. 前、中、后斜角肌

【体表定位】　要求被检查者转动头部或抬头约 30°，这样使胸锁乳突肌的锁骨头显露，在紧邻锁骨头处可以摸到一条小肌肉，即为前斜角肌，其后还有一条大小相似的肌肉为中斜角肌，后斜角肌居于中斜角肌的后方（图 1-86）。

【局部解剖】　前斜角肌位于胸锁乳突肌的深面和颈外侧三角内，起自第 3—6 颈椎横突的前结节，肌纤维斜向外下方，止于第 1 肋骨内缘斜角肌结节；中斜角肌位于前斜角肌的后方，起自

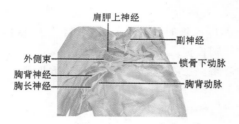

图 1-85　胸长神经解剖

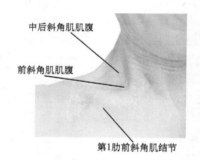

图 1-86　前、中、后斜角肌

第 2—7 横突的后结节,肌纤维斜向外下方,止于第 1 肋骨上面,在斜角肌结节与锁骨下沟之间;后斜角肌居于中斜角肌的后方,起自第 6—7 横突的后结节,肌纤维向外下方,止于第 2 肋的外侧面中部的粗隆。当颈椎被固定时,上述 3 个肌肉两侧同时收缩时,可上提第 1、2 肋,使胸廓变大,协助吸气,故属于深吸气肌;当肋骨被固定时,可使颈向前倾;单侧收缩时,使颈向同侧屈并转向对侧(图 1-87)。

3. 前锯肌

【体表定位】　被检查者坐位,在胸部的侧面,胸大肌轮廓的

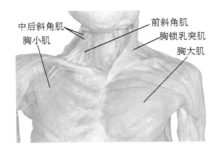

图 1-87 前、中、后斜角肌解剖

下方,肌肉发达的人可以明显地看到相互交错的肌齿,即该两肌的起点。如以手前推某物或当手攀于头后,肘部用力前仰时,前锯肌的肌齿随之隆起,可以清楚地见到和摸到(图 1-88)。

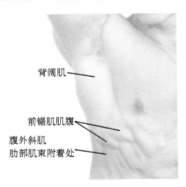

图 1-88 前锯肌

【局部解剖】 前锯肌位于胸廓侧面,以肌齿起自上 8 或 9 个肋骨外面,肌束向后内行,经肩胛骨前面,止于肩胛骨内侧缘。前锯肌可拉肩胛骨向前,并使肩胛骨紧贴胸廓;如肩胛骨固定,则可提肋,协助呼吸(图 1-89)。

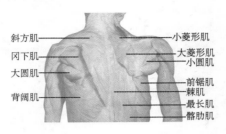

斜方肌 —— 小菱形肌
冈下肌 —— 大菱形肌
—— 小圆肌
大圆肌 —— 前锯肌
—— 棘肌
背阔肌 —— 最长肌
—— 髂肋肌

图 1-89　前锯肌解剖

三、病因病理

1. 多种运动性牵拉伤,由于胸长神经穿过中斜角肌(在 C_5 起点)的腱性纤维组织,因此当中斜角肌受到强力牵拉、劳损、无菌性炎症或肌肉痉挛时可导致起源于 C_5 神经根的胸长神经支卡压。而且由于肩胛背神经和起源于 C_5 神经根的胸长神经在起始部常常合干,所以两者可一同被卡压。

2. 重复性背负重物或用肩部较多的重体力劳动,导致胸长神经损伤。因胸长神经主要支配前锯肌,前锯肌的作用是使肩胛骨外展外旋。胸长神经损伤导致前锯肌麻痹时上肢外展可能受限,外展不能超过头部。

3. 腋区手术或第 1 肋切除时,易损伤胸长神经导致胸长神经麻痹。

4. 臂丛牵拉伤引起的瘢痕反应以及放射性组织硬化等可致胸长神经卡压征的发生。

四、临床表现与诊断

1. 病史　患者可有颈部不适和颈椎病病史。

2. **疼痛**　胸前、胸侧壁和腋下不适,有胀痛、针刺样痛,如在左胸壁似心绞痛。如合并肩胛上神经卡压,患者可能有背部向心前区的放射痛。

3. **压痛和叩击痛**　胸锁乳突肌后缘中点上下压痛显著,叩击胸前可能诱发胸前刺痛。

4. **肩部畸形**　伸臂、推墙时可诱发翼状肩(方肩)的发生。

五、针刀操作

1. **体位**　俯卧位,病人头部探出床头,胸下垫薄枕,让病人尽量屈颈低头,将下颏部抵于枕上,尽量敞开项部术野,保证病人的呼吸道畅通。

2. **体表标志**　中斜角肌后缘中点。要求被检查者转动头部或抬头约30°,这样使胸锁乳突肌的锁骨头显露,在紧邻锁骨头处可以摸到一条小肌肉,即为前斜角肌,其后还有一条大小相似的肌肉为中斜角肌(图 1-90)。

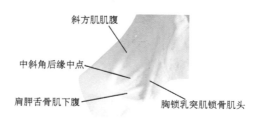

斜方肌肌腹

中斜角后缘中点

肩胛舌骨肌下腹

胸锁乳突肌锁骨肌头

图 1-90　中斜角肌后缘中点

3. **定点**　中斜角肌后缘中点附近,以 Tinel 征阳性点定1～2点。

4. **操作**　中斜角肌后缘中点:刀口线与上肢纵轴平行,刀体与皮肤垂直。针刀经皮肤、皮下组织、浅筋膜,当刀下有落空感时,即达胸长神经在穿中斜角肌腱性结构时引起的卡压点,稍提针刀 0.3cm 后,快速刺入皮肤,直达骨面。然后,稍立起刀体,沿乳突下缘深入刀锋,穿过胸锁乳突肌腱,纵行疏通,横行剥离2～3刀,范围不超过 0.5cm,以松解中斜角肌腱性结构对胸长神经的卡压(图 1-91)。

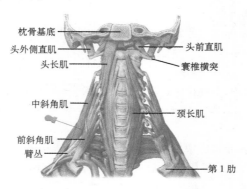

枕骨基底
头外侧直肌
头长肌
中斜角肌
前斜角肌
臂丛
头前直肌
寰椎横突
颈长肌
第1肋

图 1-91　中斜角肌后缘中点解剖

六、手法操作

针刀术后,患者俯卧位,做颈部伸屈,侧屈活动 2～3 次。

七、注意事项

治疗后各治疗点用棉球或无菌纱布按压,创可贴覆盖针眼,要求 24 小时内施术部位勿沾水,以免发生感染。

第 2 章

针刀治疗腰腹部疾病

第一节　骶棘肌下段损伤

一、概　述

骶棘肌下段损伤,统称为腰肌劳损,但它仅是腰肌劳损的一部分。腰肌劳损应包括许多腰部肌与腱的损伤。过去对腰肌劳损的病因病理缺乏正确的认识,无较好的治疗方法。针刀医学重新认识了该病的病因和病理,并取得了满意疗效。

二、相关解剖

1. 骶棘肌

【体表定位】　骶棘肌又称竖脊肌,是背部最粗大的肌肉。竖脊肌下及骶椎,上达枕部,填充与背部棘突与肋角之间的深沟内,在后正中线两侧形成纵行的隆起。后正中线是该肌的内侧在体表的投影线,所有肋角相连的线是竖脊肌外侧缘在背部的投影线,在棘突的两侧可以触及。在腰部该肌的外侧缘也可以清楚的触及,由此向前摸到的肌板为腹外侧肌群(图 2-1)。

【局部解剖】　该肌由 3 部分组成,以 1 个共同的总腱起自骶骨背面、腰椎棘突和髂嵴后部及胸腰筋膜。肌束向上,在腰部开始分为 3 个纵形的肌柱,外侧为髂肋肌,止于肋角;中间为最长肌,止于横突和附近肋骨;内侧为棘肌,止于棘突。

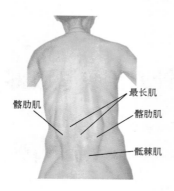

图 2-1 骶棘肌

其中髂肋肌分为腰髂肋肌、胸髂肋肌和颈髂肋肌。腰髂肋肌:起自骶棘肌的总腱,肌纤维向上,借许多腱束止于下 6 个肋骨肋角的下缘;胸髂肋肌:起自腰髂肋肌在下 6 个肋骨角的止点的内侧,向上分别止于上 6 个肋骨角的下缘;颈髂肋肌起自胸髂肋肌在上 6 个肋骨止点的内侧,止于第 4～6 颈椎横突的后结节。全肌虽然分为 3 部分,但纤维互相重叠,外形上是一块肌肉。此肌通过肋骨作用于脊柱,一侧收缩时,使躯干向同侧屈;两侧收缩时,则竖直躯干。髂肋肌受脊神经(C_8-L_1)后支支配。

最长肌分为胸最长肌、颈最长肌、头最长肌。起于总腱,全部胸椎和第 5～7 颈椎横突,止于全部胸椎横突和其附近的肋骨,上部颈椎横突和颞骨乳突。一侧收缩时,使脊柱向同侧屈曲;两侧收缩,能竖直躯干。胸和颈最长肌受脊神经(C_4-L_5)后支支配,头最长肌受脊神经(C_1-L_4)支配。

棘肌分为胸棘肌、颈棘肌和头棘肌。胸棘肌起自总腱和下部胸椎棘突,肌束一般越过 1～2 个棘突抵止于上部胸椎棘突;颈棘肌和头棘肌较胸棘肌尤为弱小,位于项部。胸棘肌伸脊柱胸段;颈棘肌和头棘肌伸脊柱颈段。棘肌受脊神经（T_2-L_1）后支支配。

骶棘肌下段是指骶棘肌的腰骶部分,即指骶棘肌起点的总腱,包括:骶骨背面、腰椎棘突、髂嵴后部、胸腰筋膜的结合部。最常见的损伤部位是腰椎横突,骶骨背面及髂骨后部。

竖脊肌的作用是使脊柱后伸和仰头,是强有力的伸肌,对保持人体直立姿势有重要作用(图 2-2)。

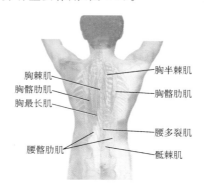

图 2-2　骶棘肌解剖

2. 骶正中嵴

【体表定位】　被检查者俯卧位,与第 5 腰椎棘突以下在体表可以触及一个凹陷,此凹陷为腰骶间隙。腰骶间隙向下后正中线上可触及的一系列骨性隆起为骶正中嵴(图 2-3)。

【局部解剖】　骶正中嵴是在骶骨后面的正中线上的一列纵行的隆起,由 3～4 个呈结节状的骶椎棘突愈合而成,其中以第 2,3 结节最为显著(图 2-4)。

3. **腰椎棘突**

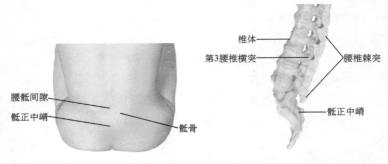

图 2-3　骶正中嵴　　　　图 2-4　骶正中嵴解剖

【体表定位】　被检查者俯卧位,胸椎棘突以下腰部正中线上可触及较宽的腰椎棘突顶和较宽的棘突间隙。正常腰椎具有向前的曲度,因此相邻两棘突较近,有时难以触清棘突间隙,此时可于被检查者腹下垫一薄枕,使棘突间隙增大而易于触及。另外还可以根据髂嵴判定腰椎棘突节段,将两侧髂嵴最高点连线,在男性此线通过第 4 腰椎棘突或第 4、5 腰椎棘突之间,在女性此线已通过第 4、5 腰椎棘突之间为最多(图 2-5)。

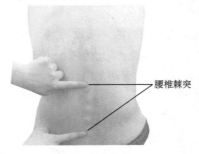

图 2-5　腰椎棘突

【局部解剖】　腰椎棘突呈长方形扁板状,水平位伸向后方,末端增厚且位于皮下,相邻棘突间隙大而互不掩盖,因而易于触及(图 2-4)。

4. 第 3 腰椎横突

【体表定位】　被检查者俯卧位,将两侧髂嵴最高点连线,在男性此线通过第 4 腰椎棘突或第 4、5 腰椎棘突之间,在女性此线已通过第 4、5 腰椎棘突之间为最多。确定第 4 腰椎棘突后,其上一位棘突即第 3 腰椎棘突,第 3 腰椎棘突间旁 20～25mm 处为第 3 腰椎横突尖(图 2-6)。

【局部解剖】　第 3 腰椎横突有众多大小不等的肌肉附着,相邻横突之间有横突间肌,横突尖端与棘突之间有横突棘肌,横突前侧有腰大肌及腰方肌,横突的背侧有骶棘肌,腰背筋膜中层附于横突尖。在腰椎所有横突中,第 3 腰椎横突最长,活动幅度也大,受到的拉力也最大,因此,损伤机会也较多。以第 3 腰椎横突为参照,向上或向下可以找到其他腰椎横突(图 2-7)。

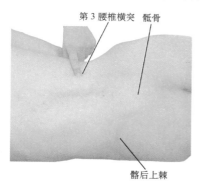

图 2-6　第 3 腰椎横突

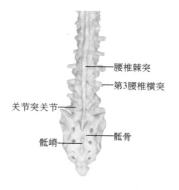

图 2-7　第 3 腰椎横突解剖

三、病因病理

骶棘肌下段,处在人体腰骶部位,是脊柱活动与固定的交界部位,也是做屈伸、侧弯活动最频繁的部位,即为应力最集中的部位。急性损伤后,纤维束撕裂、充血、水肿等,处理不当或未及时,在组织修复中可发生粘连,并牵扯周围的肌、筋膜、韧带等组织。反复损伤可使粘连面增大,肌反射性痉挛,进而造成肌血循环障碍。瘢痕挛缩等病变可压迫脊神经后支,因而产生经久不愈的疼痛症状。

四、临床表现与诊断

1. 病史 患者多有劳损史、急性腰扭伤、反复损伤等急慢性病史。

2. 疼痛 腰骶部疼痛,酸痛为主,可见灼痛、刺痛可由长时间弯腰引起,轻微活动后减轻,剧烈活动后加重。

3. 压痛 竖棘肌的骶骨和髂骨附着点处有压痛;腰椎横突尖部或棘突下缘相应位置有压痛。

4. 活动障碍 弯腰困难,不能久坐久立、不能持续做脊柱微屈的工作。

5. 特殊检查 拾物试验阳性:让患者弯腰拾东西时出现腰骶部疼痛,为骶棘肌受牵拉引起。

6. X 线检查 腰椎正位片可见脊柱侧凸,椎间隙不等宽,椎体旋转移位等改变,具有一定的诊断价值。

五、针刀操作

1. 体位 患者俯卧,腹下垫薄枕。

2. 体表标志

(1)腰椎棘突:被检查者俯卧位,胸椎棘突以下腰部正中线上可触及较宽的腰椎棘突顶和较宽的棘突间隙。正常腰椎具有向前的曲度,因此相邻两棘突较近,有时难以触清棘突间隙,此时可于被检查者腹下垫一薄枕,使棘突间隙增大而易于触及。另外,还可以根据髂嵴判定腰椎棘突节段,将两侧髂嵴最高点连线,在男性此线通过第4腰椎棘突或第4、5腰椎棘突之间,在女性此线已通过第4、5腰椎棘突之间为最多,用手从第4腰椎棘突向上或向下可触及其他腰椎棘突(图2-5)。

(2)髂嵴:被检查者侧卧位,臀部与腰腹部的交界处,可见突起高隆的臀部骨性上缘,腰腹部明显柔软。由外侧向皮肤触诊,可触及弧形骨嵴之外缘,由腰腹部向下可触及髂嵴上缘一指宽的骨面,手指向深处用力,可触摸到骨嵴内缘(图2-8)。

(3)第2骶椎:俯卧位或侧卧位,屈膝屈髋,先找髂后上棘,女性该处有皮肤凹陷,男性该处有倒三角型骨性隆起。触之,皮下有硬韧的骨组织。第2骶椎位于两髂后上棘连线的正中点上(图2-9)。

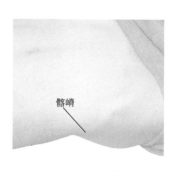

图2-8　髂嵴

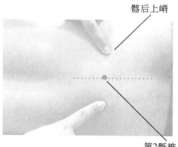

图2-9　第2骶椎

3. 定点

(1)骶骨部压痛点:骶骨后面,可定1~3点。

（2）髂骨后部压痛点：髂后上棘上、下部分的骨边缘，可定
1～3点。

（3）腰椎横突尖下缘压痛点：以 L_5 棘突水平线之外 25～
30mm 患侧定 1 点；以 L_2-L_3 棘间水平线外 25mm 患侧定 1
点；在以上的两点连线的中点处再定 1 点。

此 3 点从上至下为 L_3-L_5 横突尖点；L_1-L_2 横突点则与相
应棘间点平行。

（4）棘突下缘侧面压痛点定 1 点。

4．操作

（1）骶骨部压痛点：刀口线和骶棘肌纤维纵轴平行，刀体与
皮面垂直刺入，深达骨面，先纵行疏通，再横行剥离，刀下有松动
感后出刀（图 2-10）。

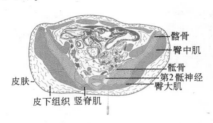

图 2-10　骶骨部压痛点

（2）髂骨后部压痛点：刀口线与身体纵轴平行，刀体与皮面
垂直，快速刺入皮肤、皮下，深入达髂嵴外唇骨面上，行纵行疏
通、横行剥离。如此处腱纤维十分紧张，则可调转刀口线 90°，切
开 1～2 刀有松动感后出刀（图 2-11）。

（3）腰椎横突尖下缘压痛点：刀口线与骶棘肌纤维纵轴平
行，刀体与皮面垂直刺入，深达横突尖部骨面，先纵行疏通 1～2
下，再横行剥离。刀锋达横突尖端，沿横突尖端骨面铲剥，如有
韧性结节，再纵行切开，刀下有松动感后出刀（图 2-12）。

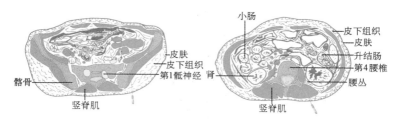

图 2-11 髂骨后部压痛点　　图 2-12 腰椎横突尖下缘压痛点

（4）棘突下缘侧面压痛点：刀口线与身体纵轴平行，刀体与皮面垂直，沿棘突顶端骨面下缘进刀，深达棘突顶端平面下约5mm，纵行切开 1～2 刀，纵行疏通，再横行剥离（图 2-13）。

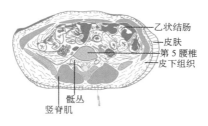

图 2-13 棘突下缘侧面压痛点

六、手法操作

针刀术后可让患者过度屈曲 1～2 次，或主动做腰背肌功能锻炼，如"拱桥""小燕飞"等，以增加腰背肌力量。

七、注意事项

1. 骶棘肌下段损伤最重的压痛点，其下方多为横突，横突上定点时可结合 X 线片，观察横突与棘突、棘间的关系。在横突点上进刀时,可将刀柄向外倾斜,使刀锋先到达横突背侧的骨面上然后再向外调整刀锋达横突尖端。

2. 治疗后各治疗点用棉球或无菌纱布按压,创可贴覆盖针眼,要求 24 小时内施术部位勿沾水,以免发生感染。

第二节　棘上韧带损伤

一、概　述

脊柱的弯曲活动,常使其劳损或损伤,其中腰段的棘上韧带最易受损。突然外伤也常使棘上韧带损伤。棘上韧带损伤比较常见,对于急性损伤可采用适当的手法治疗,陈旧性的慢性损伤,针刀治疗效果理想。

二、相关解剖

1. 棘上韧带

【局部解剖】　棘上韧带为一狭长韧带,起于第 7 颈椎棘突,向下沿棘突尖部止于骶正中嵴,此韧带的作用是限制脊柱过度前屈,此韧带附着于除上 6 个颈椎以外的所有椎体的棘突。当脊柱前屈时被拉直,后伸时复原,故棘上韧带具有一定的弹性,但无弹力纤维,过屈可受损。

棘上韧带的作用是限制脊柱过度前屈(图 2-14)。

2. 骶正中嵴

【体表定位】　被检查者俯卧位,与第 5 腰椎棘突以下在体表可以触及一个凹陷,此凹陷为腰骶间隙。腰骶间隙向下后正中线上可触及的一系列骨性隆起为骶正中嵴(图 2-3)。

【局部解剖】　骶正中嵴是在骶骨后面的正中线上的一列纵行的隆起,由 3～4 个呈结节状的骶椎棘突愈合而成,其中以第

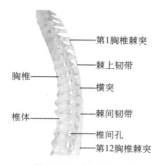

胸椎 —— 第1胸椎棘突

—— 棘上韧带

—— 横突

椎体 —— 棘间韧带

—— 椎间孔

—— 第12胸椎棘突

图 2-14　棘上韧带

2、3 结节最为显著(图 2-4)。

3. 腰椎棘突

【体表定位】　被检查者俯卧位,胸椎棘突以下腰部正中线上可触及较宽的腰椎棘突顶和较宽的棘突间隙。正常腰椎具有向前的曲度,因此相邻两棘突较近,有时难以触清棘突间隙,此时可于被检查者腹下垫一薄枕,使棘突间隙增大而易于触及。另外,还可以根据髂嵴判定腰椎棘突节段,将两侧髂嵴最高点连线,在男性此线通过第 4 腰椎棘突或第 4、5 腰椎棘突之间,在女性此线已通过第 4、5 腰椎棘突之间为最多。以第 4 腰椎为参照,向上或向下可触及到其他腰椎棘突(图 2-5)。

【局部解剖】　腰椎棘突呈长方形扁板状,水平位伸向后方,末端增厚且位于皮下,相邻棘突间隙大而互不掩盖,因而易于触及(图 2-4)。

三、病因病理

如脊柱受到暴力扭曲或脊柱屈曲时,棘上韧带就会受到急性损伤。日久,棘突顶部上、下缘的出血、水肿等改变会逐渐机化而形成粘连、瘢痕、挛缩,压迫脊神经后支的内侧支,因而产生顽固性疼痛。脊柱前屈时,棘上韧带被拉紧,特别是长年低头、屈背工作的人,包括常做家务劳动的人们,其附着点部位受到牵拉,逐渐使某些韧带纤维撕裂,或自骨质上掀起,久之发生韧带剥离或断裂,从而引起腰背痛。

脊椎棘突顶部痛的病理改变有:韧带的胶原纤维玻璃样变;脂肪样变;胶原纤维破裂;韧带化生为软骨或骨组织;韧带止点潮线处骨组织增生;小动脉硬化;韧带囊性变等。这些变化纯系末端病改变,多系先有变性,后有损伤。

四、临床表现与诊断

1. 病史　有劳损史或急性损伤史。此病多发于女性,尤其是中年女性,可能与其工作或家务劳动过重有关。

2. 疼痛　腰背部中线疼痛,痛点明确,局限于某个或某几个棘突顶部位,轻者酸痛,重者刀割样,可放散到棘突周围,有时影响睡眠。弯腰、平卧时疼痛加重。亦有脊柱背伸时疼痛者。

3. 压痛　压痛部位表浅,痛点敏感,局限于棘突顶部位,或在棘突顶部上、下缘的骨面上。

4. 活动受限　腰背部活动受限,以前屈更为明显。

5. 特殊检查

(1)抬物试验阳性:让患者弯腰拾东西时出现腰骶部疼痛,为棘上韧带受牵拉引起。

(2)阻滞诊断法:应用局麻药阻滞痛点后,疼痛应立即消失。

6. 影像学检查　晚期病例 X 线摄片可见棘突的韧带附着处有骨质硬化、变尖,或有游离的钙化影。

五、针刀操作

1. 体位　俯卧位,小腹下垫以薄枕,使脊柱轻微后凸,棘间间隙稍开大,利于施术。

2. 体表标志

(1)腰椎棘突：被检查者俯卧位，胸椎棘突以下腰部正中线上可触及较宽的腰椎棘突顶和较宽的棘突间隙。正常腰椎具有向前的曲度，因此相邻两棘突较近，有时难以触清棘突间隙，此时可于被检查者腹下垫一薄枕，使棘突间隙增大而易于触及。另外，还可以根据髂嵴判定腰椎棘突节段，将两侧髂嵴最高点连线，在男性此线通过第4腰椎棘突或第4、5腰椎棘突之间，在女性此线已通过第4、5腰椎棘突之间为最多，用手从第4腰椎棘突向上或向下可触及其他腰椎棘突(图2-5)。

(2)第7颈椎棘突：从项部正中向下扪触，颈胸交界处最隆起的骨凸即为第7颈椎(图2-15)。

(3)胸椎棘突：被检查者坐位或俯卧位，坐位脊柱前屈时棘上韧带紧张，不宜触清棘突，需嘱被检查者适当伸直脊柱或者俯卧位，使棘上韧带放松，此时可清楚的触及棘突。胸椎棘突的计数以第7颈椎棘突为标志，由此向下顺序触摸。也可以肩胛骨的相对位置作为参考，即人体直立两手下垂时，肩胛骨的上角对第2胸椎棘突平面，肩胛冈的内侧端平对第3胸椎棘突，肩胛骨下角则平对第7胸椎棘突(图2-16)。

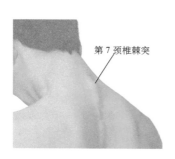

图 2-15　第 7 颈椎棘突

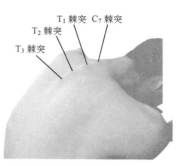

图 2-16　胸椎棘突

3. 定点 棘突顶部或棘突顶部的上、下缘骨面上的压痛点。可在多个病变棘突顶部定点。

(1)棘突顶部压痛点定1点。

(2)棘突顶上缘压痛点定1点。

(3)棘突顶下缘压痛点定1点。

4. 操作

(1)棘突顶部压痛点:在棘突顶点上进刀,刀口线和脊柱纵轴平行,刀体与皮面垂直刺入,达棘突顶部骨面行纵、横疏通、剥离(图2-17)。

(2)棘突顶部上缘压痛点:如痛点在棘突顶部上缘,当刀锋到达棘突顶部后,使刀体和下段脊柱呈45°,再斜刺入约5mm,紧贴棘突上缘骨面做纵、横疏通、剥离(图2-18)。

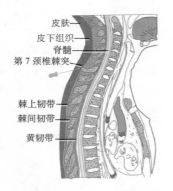

图 2-17 棘突顶部压痛点

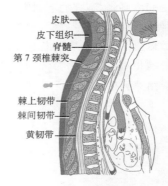

图 2-18 棘突顶部上缘压痛点

(3)棘突顶部下缘压痛点:刀锋亦先达棘突顶,然后,刀体向上倾斜45°,再斜刺下5mm左右,在棘突顶部下角的骨面上,行纵行疏通、横行剥离1~2下。如遇韧性结节则纵行切开即可(图2-19)。

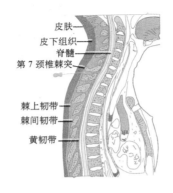

皮肤
皮下组织
脊髓
第7颈椎棘突

棘上韧带
棘间韧带
黄韧带

图 2-19　棘突顶部下缘压痛点

六、手法操作

病人站立位,让病人做躯干的屈曲动作,尽量屈曲到最大限度,然后医生在背部加力,帮助病人屈背弯腰,反复 2～3 次。

七、注意事项

1. 不可在棘间部位进刀,这样既损伤正常组织,又达不到治疗目的。

2. 在棘突的周围不可刺入太深,刀锋一定在棘突顶周围 5mm 之内,防止伤害正常组织。

3. 在棘上韧带做针刀操作,刀口线必须与棘上韧带纤维平行。从解剖学上知道,棘上韧带在胸椎和腰骶关节间本来就比较薄弱,因此才易发生损伤。如果错误操作,再将棘上韧带横行切割,将增加棘上韧带的损伤,应予避免。

4. 治疗后各治疗点用棉球或无菌纱布按压,创可贴覆盖针眼,要求 24 小时内施术部位勿沾水,以免发生感染。

第三节 棘间韧带损伤

一、概 述

棘间韧带对脊柱扭转起保护作用。棘间韧带损伤的机会少于棘上韧带,在脊柱发生突然过度扭转时容易损伤。在临床上易和棘上韧带损伤相混淆。

二、相关解剖

1.棘间韧带

【局部解剖】 棘间韧带位于相邻两个椎骨的棘突之间,棘上韧带的深部,前方与黄韧带延续,向后与棘上韧带移行。除腰骶部的棘间韧带较发达外,其他部位均较薄弱。前方与黄韧带延续,向后与棘上韧带移行。棘间韧带以胶原纤维为主,与少量弹力纤维共同组成,其间夹有少量脂肪组织(图2-20)。

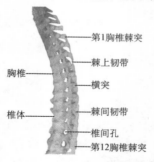

第1胸椎棘突
棘上韧带
胸椎
横突
椎体
棘间韧带
椎间孔
第12胸椎棘突

图 2-20 棘间韧带

2.腰椎棘突

【体表定位】 被检查者俯卧位,胸椎棘突以下腰部正中线上可触及较宽的腰椎棘突顶和较宽的棘突间隙。正常腰椎具有向前的曲度,因此相邻两棘突较近,有时难以触清棘突间隙,此时可于被检查者腹下垫一薄枕,使棘突间隙增大而易于触及。另外,还可以根据髂嵴判定腰椎棘突节段,将两侧髂嵴最高点连线,在男性此线通过第4腰椎棘突或第4、5腰椎棘突之间,在女性此线已通过第4、5腰椎棘突之间为最多。以第4腰椎为参照,向上或向下可触及到其他腰椎棘突(图2-5)。

【局部解剖】　腰椎棘突呈长方形扁板状,水平位伸向后方,末端增厚且位于皮下,相邻棘突间隙大而互不掩盖,因而易于触及(图2-4)。

三、病因病理

过去,基于腰棘间韧带的附着是从棘突到棘突的认识,推论棘间韧带的变性是由于频繁的屈、伸所致的纤维断裂。事实上,各韧带的变性并非是张力作用下的断裂,而是压力作用下的磨损。椎间盘变性、腰前凸增大等因素导致棘突间隙缩窄,存在于其间的棘间韧带则受到夹压。屈、伸运动时,研磨活动即发生于前上和后下两部分的纤维之间。其结果是原已存在的裂隙向前、向后呈弧形延长。如此,便勾画出一个以前上分纤维及上位棘突下缘后端作为关节头、下后部纤维作为关节窝的球窝关节面的活动轨迹。这种研磨活动可持续到纤维组织的消失。由于上、下棘突后端长时间的相互接触,故形成了假关节。此时,残存的棘间韧带的表层纤维则向两侧折突,构成假关节的囊壁。由于棘上韧带在腰骶部多缺如,因此极度弯腰时,该部所受拉力最大;如在膝部伸直位弯腰,骨盆被紧张的股后肌群固定在旋后位,此时棘间韧带受到高度牵拉。

当腰部旋转时。棘间和棘上韧带离旋转轴最远,受到的应力也最大。如竖脊肌和多裂肌软弱或萎缩,则这些韧带所承受的压力更大,容易损伤和变性。有学者发现,20岁以后,棘间韧带有21%发生破裂,绝大多数发生在腰部最下间隙。因此,L_5—S_1棘间韧带的损伤约占全部棘间韧带损伤的92%。

棘间韧带因脊柱突然过度牵拉、扭转而损伤,受伤后可引起部分韧带起点和(或)止点破裂、囊性变、穿孔,重者则撕裂、出血、渗出、水肿。在修复的过程中形成粘连、瘢痕、挛缩,影响脊柱活动。严重的瘢痕挛可将上、下棘突相互拉近,甚至相互紧贴在一起,成为吻性棘突,并使上、下椎体力学状态发生一系列变化。因而,可导致复杂的临床症状。

四、临床表现与诊断

1. 病史　　有脊柱过度屈曲、扭转外伤史。一次性韧带损伤未愈又反复受伤等历史。腰椎部损伤较多,胸段损伤也不少见。多见于扛、背、弯腰群力劳动者和从事繁重家务劳动的妇女。

2. 疼痛　　典型棘间韧带损伤症状是脊柱背伸痛,少数脊柱前屈痛。少数病人症状严重,突出的症状是不能久卧,故晨起前疼痛最重,影响休息与睡眠,尤其是女病人多见。棘突间有深在性胀痛.脊柱旋转活动受限。卧床时多取脊柱伸直侧卧位。行走时脊柱呈僵硬状。坐卧正常,弯腰、扭转活动受限。脊柱微屈,被动扭转引起疼痛加剧。

3. 特殊检查　　应用局部阻滞(在腰椎棘突之间组织),可使疼痛立即消失。

4. 影像学检查　　X线平片大多正常。晚期病例可有韧带钙化影或棘突骨质增生表现。

五、针刀操作

1. 体位　　俯卧位,腹下垫枕,脊柱呈轻度后弓状态,使术野开阔。

2. 体表标志　　腰椎棘突间隙:首先应定位腰椎相邻棘突,正常腰椎具有向前的曲度,因此相邻两棘突较近,有时难以触清棘突间隙,此时可于被检查者腹下垫一薄枕,使棘突间隙增大而易于触及。另外,还可以根据髂嵴判定腰椎棘突节段,将两侧髂嵴最高点连线,在男性此线通过第4腰椎棘突或第4-5腰椎棘突,在女性此线已通过第4-5腰椎棘突为最多,用手从第4腰椎棘突向上或向下可触及其他腰椎棘突。上下棘突之间为棘突间隙(图2-21)。

3. 定点　棘突间压痛点,可定数点,以松解棘间韧带。

4. 操作　棘突间压痛点。刀口线与脊柱纵轴平行,刀体与皮面垂直,快速刺入。刀锋通过皮肤、皮下组织,下面就是棘上韧带。棘上韧带有明显的阻力,从皮肤到棘上韧带的深度,一般为10~20mm。当刀锋穿过棘上韧带,进入另一个韧带组织中时,术者会觉察到清晰的落空感。此时,刀锋已进入棘间韧带中,患者有时诉有酸胀感。

将刀体倾斜与脊柱上端或下端纵轴皮面呈30°~45°,使刀锋触到上、下棘突的下、上缘,沿棘突矢状面纵、横疏通、剥离,上、下各2~3刀;然后,将刀体直立于棘间韧带正中,再行纵、横剥离2~3下即可(图2-22)。

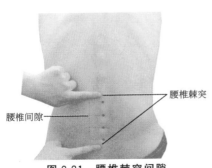

图 2-21　腰椎棘突间隙

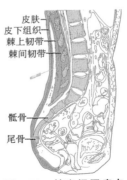

图 2-22　棘突间压痛点

六、手法操作

病人站立位,让病人做躯干的背伸动作,尽量背伸到最大限度,然后医生在胸部加力,帮助病人伸背,反复2~3次。

七、注意事项

1. 棘间韧带处的麻醉要特别注意,一旦将麻药注入蛛网膜下腔,将导致严重后果。麻药的比重有轻、有重,即使注射于腰部,轻比重麻药也能上升至颈、胸段,而造成高位脊髓麻醉,十分凶险。因此,一定要保证麻药是注射在棘间部位。

2. 在棘间韧带处治疗,针刀必须在棘间韧带附着的棘突上、下骨面上活动,不可进刀太深。以防刺伤脊髓。因此,在进刀过程中,应以棘突的上、下端骨面为标志。无止境的深入,刀锋会进入过深,易刺入脊髓的蛛网膜下腔;相反,仅进入皮下,未达到病变部位则无疗效。

3. 进刀的深度又依病人的胖、瘦有很大差别,故不能规定固定的深度来确定是否到达棘间韧带处,而要以病变部位棘上韧带的突破感(落空感)和棘突上、下端骨面为依据。特别是前者的突破感应细心体会,请操作者特别注意。

4. 治疗后各治疗点用棉球或无菌纱布按压,创可贴覆盖针眼,要求24小时内施术部位勿沾水,以免发生感染。

第四节 腹外斜肌损伤

一、概 述

腹外斜肌的损伤部位多在止点髂嵴前部,在人体屈曲并回旋脊柱时,由于突然或过度的回旋动作引起损伤。损伤在起点疼痛多诊断为肋痛,在止点多笼统诊断为腰肌劳损。慢性损伤适于针刀闭合型手术治疗。

二、相关解剖

腹外斜肌

【体表定位】 被检查者侧卧位,腹外斜肌的肌束斜行朝向胸廓下方的第7－8肋骨,还可以观察到腹外斜肌与前锯肌的交错(图2-23)。

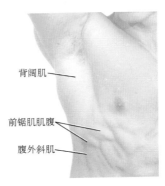

背阔肌

前锯肌肌腹

腹外斜肌

图2-23　腹外斜肌

【局部解剖】 腹外斜肌以锯齿状的肌齿起始自下8肋(第5－12肋)外面。其上、中部肌纤维向内下,达腹直肌外缘;下部肌纤维止于髂嵴前部外侧唇。下部呈腱膜状,附着于髂前上棘至耻骨结节,形成腹股沟韧带,后缘游离。另外,借腱膜止于白线,并形成腹股沟韧带。腹外斜肌受第7－12肋间神经支配。在肋间隙中有肋间动脉、静脉、神经走行。在肋角后方,肋间血管与神经主干沿上位肋骨下缘前行发出一小支沿下位肋骨上缘前行;在肋角前方上位肋骨下缘行走静脉、动脉、神经,下位肋骨上缘行走为神经、动脉、静脉。

腹外斜肌的作用是前屈、侧屈,并回旋脊柱,同时具有增加腹内压,协助呼气的作用(图 2-24)。

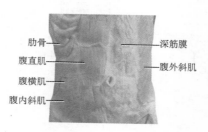

肋骨 —— 深筋膜
腹直肌 —— —— 腹外斜肌
腹横肌 ——
腹内斜肌 ——

图 2-24　腹外斜肌解剖

三、病因病理

当人体屈曲并回旋脊柱时,由于突然或过度的动作而损伤。特别是身体躯干在极度旋转位时,突然向相反方向用力转体,此时腹外斜肌则突然收缩,可以造成急性腹外斜肌损伤。该肌的劳损和外伤的机会特别多。急性损伤时肌纤维或腱膜韧带撕裂、出血、水肿。可能演变成慢性损伤。长期劳损,更易形成粘连、瘢痕和挛缩而导致特有的症状和体征。

四、临床表现与诊断

1. 病史　患者多有损伤史或劳损史。腹外斜肌起点损伤,多主诉肋痛,止点损伤者多诉腰肌疼痛,腰部活动不便。

2. 疼痛　起止点疼痛、肿胀,主动收缩,疼痛加剧。

3. 压痛　起止点有明显的压痛点。

4. 活动受限　腰部屈曲旋转活动受限。双侧同时损伤,腰前凸加大,单侧损伤腰部呈侧屈后伸姿势。单侧腹外斜肌损伤多是侧屈稍后伸姿势,双侧损伤,患者肋骨多下降,腰部呈稍前凸位姿势。在下8肋腹外斜肌起点处有疼痛、压痛,或在髂嵴前部止点处有疼痛、压痛。

五、针刀操作

1. 体位　侧卧位,患侧在上健侧下肢伸直,患侧屈曲。

2. 体表标志

(1)髂嵴:被检查者侧卧位,臀部与腰腹部的交界处,可见突起高隆的臀部骨性上缘,腰腹部明显柔软。由外侧向皮肤触诊,可触及弧形骨嵴之外缘,由腰腹部向下可触及髂嵴上缘一指宽的骨面,手指向深处用力,可触摸到骨嵴内缘。髂嵴上缘分为内、外两唇。从髂嵴最高点向前的部分为髂嵴前部。髂嵴前部外唇有腹外斜肌附着(图2-25)。

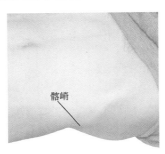

图 2-25　髂嵴

(2)腋前线和腋后线:腋前线(左、右)通过腋窝前皱襞,沿前侧胸壁向下的垂直线;腋后线(左、右)通过腋窝后皱襞,沿背部外侧向下的垂直线。腋后线与腋前线间为腹外斜肌在肋骨上的起点处。上方起点靠腋前线,下方起点靠腋后线(图2-26、27)。

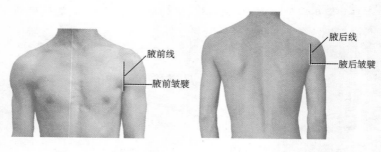

图 2-26　腋前线　　　　　　　　图 2-27　腋后线

3. 定点

(1)腹外斜肌起点:腋后、中线间下 8 个肋骨面下缘的压痛点定数点。

(2)腹外斜肌止点:髂嵴前部外唇的压痛点上。

4. 操作

(1)腹外斜肌起点:刀口线和腹外斜肌纤维走向平行,刀体与皮面垂直快速刺入,深达肋骨面。调整针刀至肋骨下缘的骨面上,稍深入至骨缘下,先纵行疏通,再横行剥离。如果粘连较重,可调转刀口线 90°切开剥离 2～3 刀(图 2-28)。

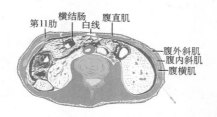

图 2-28　腹外斜肌起点

（2）腹外斜肌止点：刀口线与腹外斜肌走向平行，刀体与人体矢状面垂直。快速刺入，直达髂嵴骨面。刀体向尾侧倾斜，与皮面呈30°，继续深入，刀锋达髂骨嵴前部外唇的骨上；穿过腹外斜肌腱后，做纵行疏通、横行剥离。如腱纤维张力很大，可调转刀口线90°，将腱纤维切割2～4刀（图2-29）。

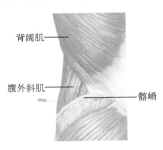

图2-29　腹外斜肌止点

六、手法操作

病人坐于治疗台上，双腿伸直以一侧之手摸对侧之足，左右交替，反复数次即可。

七、注意事项

1. 在起点进刀要在肋骨面上或肋骨下缘紧贴骨面活动。达不到肋骨面进行剥离，则疗效不佳。

2. 在止点治疗刀体向尾侧倾斜，刀锋穿过外唇上缘，做纵横剥离。刀锋不可离开骨面活动，以策安全，并能达到治疗目的。

3. 治疗后各治疗点用棉球或无菌纱布按压，创可贴覆盖针眼，要求24小时内施术部位勿沾水，以免发生感染。

第五节　腰肋韧带损伤

一、概　述

腰肋韧带常因腰部频繁的屈、伸运动而损伤,一般被诊断为胸腰筋膜炎而得不到针对性的治疗。

二、相关解剖

1. **腰肋韧带**

【局部解剖】　腰背筋膜为腰部的深筋膜。分3层:浅层较厚,位于背阔肌和下后锯肌的深侧面,骶棘肌的表面,向上与颈部深筋膜连续,向下附着在髂嵴和骶骨外侧,外侧在竖脊肌外侧缘与其中层愈合,形成竖脊肌鞘;深层位于腰方肌与腰大肌之间,向内附着于腰椎横突尖与横突间韧带,向下附着于髂腰韧带和髂嵴后分,在腰方肌外缘处与胸腰筋膜浅、中层愈合,形成筋膜板;中层位于骶棘肌与腰方肌之间,呈腱膜状,白色有光泽,在骶棘肌的外侧缘与浅层筋膜愈合而构成腹肌起始的筋膜;中层筋膜的上部明显增厚的部分称腰肋韧带,此韧带止于第12肋背侧下缘,下附于髂嵴,内侧附于腰椎横突。此韧带腰部两侧各有1条,对维持人类的直立姿势起重要作用。腰背筋膜损伤中最多见的是腰肋韧带损伤(图2-30)。

2. **第12肋**

【体表定位】　被检查者坐位或俯卧位,通常在胸廓下方、肋弓后方,竖脊肌的外侧皮下可触及第12肋的外侧段(图2-31)。

【局部解剖】　第12肋位于胸廓后面最下方,前端游离伸入腹侧壁肌层中,故称浮肋(图2-32)。

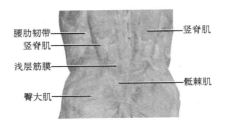

腰肋韧带
竖脊肌
浅层筋膜
臀大肌
竖脊肌
骶棘肌

图 2-30　腰肋韧带

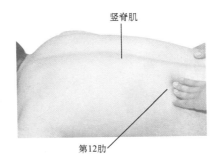

竖脊肌
第12肋

图 2-31　第 12 肋

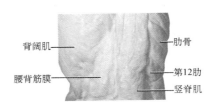

背阔肌
腰背筋膜
肋骨
第12肋
竖脊肌

图 2-32　第 12 肋解剖

3. 髂嵴

【体表定位】 被检查者侧卧位,臀部与腰腹部的交界处,可见突起高隆的臀部骨性上缘,腰腹部明显柔软。由外侧向皮肤触诊,可触及弧形骨嵴之外缘,由腰腹部向下可触及髂嵴上缘一指宽的骨面,手指向深处用力,可触摸到骨嵴内缘(图 2-25)。

【局部解剖】 髂骨位于皮下,其上增粗而肥厚的部分即为髂嵴。双侧髂嵴最高点的连线相当于第 4 腰椎棘突的水平(图 2-33)。

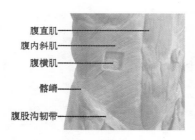

腹直肌
腹内斜肌
腹横肌
髂嵴
腹股沟韧带

图 2-33　髂嵴解剖

4. 第 3 腰椎横突

【体表定位】 被检查者俯卧位,将两侧髂嵴最高点连线,在男性此线通过第 4 腰椎棘突或第 4、5 腰椎棘突之间,在女性此线已通过第 4、5 腰椎棘突之间为最多。确定第 4 腰椎棘突后,其上一位棘突即第 3 腰椎棘突,第 3 腰椎棘突间旁 20～25mm 处为第 3 腰椎横突尖(图 2-34)。

【局部解剖】 第 3 腰椎横突有众多大小不等的肌肉附着,相邻横突之间有横突间肌,横突尖端与棘突之间有横突棘肌,横突前侧有腰大肌及腰方肌,横突的背侧有骶棘肌,腰背筋膜中层附于横突尖。在腰椎所有横突中,第 3 腰椎横突最长,活动幅度也大,受到的拉力也最大,因此,损伤机会也较多。以第 3 腰椎横突为参照,向上或向下可以找到其他腰椎横突(图 2-35)。

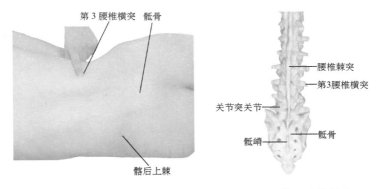

图 2-34　第 3 腰椎横突　　　图 2-35　第 3 腰椎横突

三、病因病理

　　腰肋韧带可有急、慢性损伤,腰部俯仰剧烈活动致伤、重体力劳动、繁重的家务劳动等积累性损伤伤后韧带可出现大小不等的撕裂伤,组织出血、渗出、水肿,最终韧带与周围组织粘连、结瘢与挛缩,出现纤维性粘连,引起血液循环障碍,引起疼痛;瘢痕压迫其中的神经末梢;肌纤维脂肪变性或痉挛影响神经末梢;筋膜粘连发生疼痛,一为粘连本身的牵扯,另一原因是大部粘连都有脊神经后支皮支走行其中。

四、临床表现与诊断

　　1. *病史*　有外伤史或劳损史。

　　2. *疼痛*　腰背疼痛,疼痛可发自肩胛部至腰骶部、背外侧部,甚至窜至腘窝以下、踝以上部位,亦可伴有轻度窜麻感。久坐、久站疼痛加重,部分病人清晨痛醒,不能入睡。有时更换体位、按摩、扣打可减轻症状。

3．压痛　在横突外侧缘、髂嵴处或第 12 肋下缘、L_1 横突外侧有压痛。可扪及痛性结节或条索状物。

4．功能障碍　腰部僵硬,行走时常用手挟持腰部,呈鸭步状态。可伴有竖脊肌痉挛,腰部活动受限。

5．特殊检查　拾物试验阳性:让患者弯腰拾东西时出现腰骶部疼痛,为棘上韧带受牵拉引起。

6．X 线检查　骶骨或骶髂关节个别人可见有轻度的骨质增生。

五、针刀操作

1．体位　俯卧位,腹下垫薄枕。

2．体表标志

(1)髂嵴:被检查者侧卧位,臀部与腰腹部的交界处,可见突起高隆的臀部骨性上缘,腰腹部明显柔软。由外侧向皮肤触诊,可触及弧形骨嵴之外缘,由腰腹部向下可触及髂嵴上缘一指宽的骨面,手指向深处用力,可触摸到骨嵴内缘。髂嵴上缘分为内、外两唇。从髂嵴最高点向前的部分为髂嵴前部。髂嵴前部外唇有腹外斜肌附着(图 2-25)。

(2)第 12 肋:被检查者坐位或俯卧位,通常在胸廓下方、肋弓后方,竖脊肌的外侧皮下可触及第 12 肋的外侧段(图 2-36)。

3．定点

(1)12 肋下缘的压痛点定 1 点。胸腰筋膜范围内的痛性结节与条索。

(2)髂嵴后上缘的压痛点定 1 点。

(3)横突尖端和下缘的压痛点定 1 点。

(4)胸腰筋膜范围内的痛性结节与条索处定 1 点。

4．操作

(1)第 12 肋下缘:刀口线与腰肋韧带纤维平行,刀体与皮面

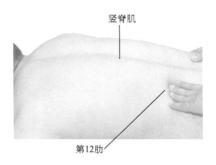

图 2-36　第 12 肋

垂直。快速刺入皮肤,直达肋骨面,将刀锋移至肋下缘,行纵行切开剥离 2～3 刀。

(2)髂嵴压痛点:刀口线与脊柱纵轴线呈 15°,刀体与皮面垂直。快速刺入皮肤,直达髂骨骨面,将刀体向肢体远端倾斜,与髂骨面呈 60°,刀口线方向不变,刺入髂骨嵴上缘,再深入 3～5mm,纵行切开剥离 2～3 下(图 2-37)。

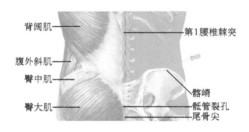

图 2-37　髂嵴压痛点

(3)腰椎横突尖压痛点:刀口线与身体纵轴平行,刀体与皮面垂直,快速刺入皮肤,匀速推进针刀达横突背面,调整刀锋到横突尖,行切开剥离 1～3 刀,然后,将刀锋自动转向下缘外侧,切开 1~3 刀(图 2-38)。

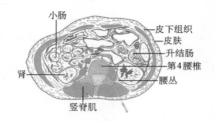

图 2-38　腰椎横突尖压痛点

(4)痛性结节、条索点:刀口线与身体纵轴平行,刀体与皮面垂直,快速刺入皮肤与皮下组织,继续进刀,在刺入痛性结节与条索时应有滞刀感,将结节与条索切开剥离,刀下有松动感后出刀。当刀锋进入脂肪结节时,应有突破筋膜后的落空感,将筋膜予以切开即可。

六、手法操作

患者侧卧位,下面腿伸直,上面腿屈曲,头向背侧转,全身放松,医生做闪动式斜扳手法。斜扳动作要柔和,力量适当,不可过猛,两侧各做一遍。

七、注意事项

1. 在第 12 肋下缘行针刀操作,要注意掌握深度,勿刺入腹腔。针刀必须在第 12 肋下缘和髂嵴上缘治疗,否则无效。为安全起见,在第 12 肋处行针刀操作时,可采用下面方法:定点于肋下缘,医生以左手拇指按住肋骨下缘并向上方推压,使定点处的皮肤移于肋骨面上。这时便可刺入针刀,直达骨面;然后,放开手指,使皮肤回到原来位置在痛性结节、条索等处做针刀,只能到达手摸到的硬结、条索等病变组织为止,不能再深入。

2. 治疗后各治疗点用棉球或无菌纱布按压,创可贴覆盖针眼,要求 24 小时内施术部位勿沾水,以免发生感染。

第六节 第 3 腰椎横突综合征

一、概 述

第 3 腰椎横突综合征是比较常见,也是难治愈的腰痛疾病之一,一般方法效果不甚理想。针刀在治疗本病上取得了较好的疗效。

二、相关解剖

1. 第 3 腰椎横突

【体表定位】 被检查者俯卧位,将两侧髂嵴最高点连线,在男性此线通过第 4 腰椎棘突或第 4—5 腰椎棘突,在女性此线已通过第 4—5 腰椎棘突为最多。确定第 4 腰椎棘突后,其上一位棘突即第 3 腰椎棘突,第 3 腰椎棘突间旁 20~25mm 处为第 3 腰椎横突尖(图 2-39)。

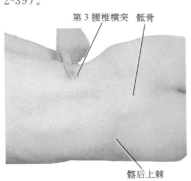

图 2-39　第 3 腰椎横突

【局部解剖】 横突排列于椎骨的两侧,为颈、背、腰部肌、筋膜和韧带的重要附着点。腰椎横突一般形态短而扁,以 L_3 腰椎横突最长,有时可长达一般横突的 2 倍。第 3 腰椎横突有众多大小不等的肌肉附着,相邻横突之间有横突间肌,横突尖端与棘突之间有横突棘肌,横突前侧有腰大肌及腰方肌,横突的背侧有骶棘肌,腰背筋膜中层附于横突尖。在腰椎所有横突中,第 3 腰椎横突最长,活动幅度也大,受到的拉力也最大,因此,损伤机会也较多。以第 3 腰椎横突为参照,向上或向下可以找到其他腰椎横突(图 2-35)。

2. 腰背部的深筋膜

【局部解剖】 为胸腰筋膜的中层,位于竖脊肌的腹侧面和腰方肌之间,其深层则位于腰方肌与腰大肌之间。浅、中层筋膜形成一竖脊肌肌鞘。胸腰筋膜中层附着于腰椎横突尖(图 2-32)。

三、病因病理

L_3 位于腰椎生理前凸的顶点,是腰椎伸屈、旋转、侧弯等活动的枢纽。L_3 横突最长、弯度大、活动多,所受的杠杆作用力也大,因此在运动中受到的牵拉应力最大。横突附着众多肌,而肌的肌力方向又各不相同,还有筋膜、腱膜、韧带等承受着巨大的拉应力,在激烈劳动、运动或长期固定体位的工作中,这些肌很难协调一致,这样,L_3 横突承受各个方向的力就更大,故在扭、闪、挫等损伤时,附着在 L_3 横突周围的软组织最易受损。

在急性损伤时,附着于 L_3 横突部的筋膜、韧带、肌等组织可以发生部分撕裂、出血、组织渗出、水肿等改变。在自主制动的情况下,逐渐吸收或留下机化、粘连等病变。仍然勉强活动,L_3 横突处则仍重复着上述病理变化,而引起横突周围瘢痕粘连、筋膜增厚和肌腱挛缩,并形成恶性循环。如此反复,使 L_3 横突综合征缠绵难愈。如果有脊神经后支的外侧支粘连并受压于 L_3 横突尖上,更会引起顽固性疼痛。

四、临床表现与诊断

1. 病史　有外伤史及劳损史。有的人病史很长,多为弯腰工作的劳动者,或因突然弯腰而受伤者,通常病情缠绵不愈。体力劳动者、爱好运动者与运动员常患此病。

2. 疼痛　在 L_3 横突尖部单侧或双侧疼痛,有时放射至臀部或下肢。不能弯腰及久坐久立。严重时,行走困难,甚至生活不能自理。

3. 压痛　在 L_3 横突上的一侧或双侧有敏感的压痛点。患病的横突。病程越长、病情越重则横突尖端越粗大,并可清楚触及。

4. 活动受限　腰部活动明显受限,尤其是不能弯腰,如要弯腰持物则更为困难。

五、针刀操作

1. 体位　俯卧位。腹下垫枕,使腰椎部轻度后突。

2. 体表标志

(1)髂嵴:被检查者侧卧位,臀部与腰腹部的交界处,可见突起高隆的臀部骨性上缘,腰腹部明显柔软。由外侧向皮肤触诊,可触及弧形骨嵴之外缘,由腰腹部向下可触及髂嵴上缘一指宽的骨面,手指向深处用力,可触摸到骨嵴内缘。髂嵴上缘分为内、外两唇。从髂嵴最高点向前的部分为髂嵴前部。髂嵴前部外唇有腹外斜肌附着(图 2-25)。

(2)肋弓下缘:平 L_3 横突。但瘦高个子的人,可能平 L_2 横突(图 2-40)。

（3）L_2-L_3 棘间：L_3 横突尖位于 L_2-L_3 棘间中点的水平线上，这是一个十分具有参考价值的标志。当寻找 L_3 横突发生困难时，不妨一试（图 2-41）。

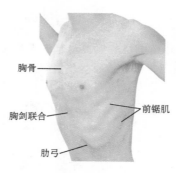

图 2-40　肋弓下缘

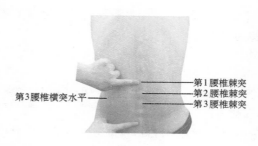

图 2-41　L_2-L_3 棘间

3. 定点　L_3 横突尖部压痛处定 1 点。病人俯卧位，医生站于病人背后或侧方。医生用与病侧相同的手，把"虎口"置于病人的肋弓下，要紧贴肋弓下缘，手掌紧贴腹部皮肤，外展的拇指呈水平位，拇指尖端深压腰部皮肤，将触到一个骨端即是 L_3 横突。

4. 操作

(1)横突背面剥离法：刀口线与躯干纵轴平行，刀体与皮面垂直刺入。通过皮肤、皮下组织、胸腰筋膜及竖脊肌，到达 L_3 横突背侧骨面。当刀锋接触横突骨面时，用横行剥离法，将粘连在横突骨面和尖端的肌、筋膜、神经等组织剥离松解开、刀下有松动感后出刀（图 2-42）。

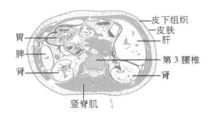

图 2-42 横突背面剥离法

(2)横突尖端切开剥离法：当刀锋到达横突骨面后，调整刀锋达横突尖端，在尖端的上、外、下骨缘与软组织的交界处，行切开剥离。切开时，刀口线要紧贴骨端，随骨端的弧度转动，不得离开骨面。切开完成后，再纵行疏通、横行剥离即可。

六、手法操作

病人坐于治疗床上，膝关节伸直、屈背双手摸足，反复运动数次。病人站于墙边，足跟和背部紧靠墙壁。让病人前屈，双手伸向地面。医生在背部助力下压，反复 2～3 次。做完手法之后，再嘱病人做前屈动作，一般病人均可达到手指或手掌触地而无疼痛。

七、注意事项

1. 定点必须准确，如果定点不准，则如大海捞针，易误伤正常组织器官。

2. 依病人胖瘦,估计进刀的深度,切勿将针刀刺入腹腔内,造成腹内脏器(如肾、肠等)损伤。

3. 如果进刀的深度应已到达 L_3 横突的骨面,但仍未触到骨面时,应想到定点的位置是否正确。此时可以用体外标志来检验定点是否正确。

4. 在做 L_3 横突剥离时,针刀绝不能离开横突背侧和尖端骨面。只有这样,才能获得安全的保证。

5. 治疗后各治疗点用棉球或无菌纱布按压,创可贴覆盖针眼,要求 24 小时内施术部位勿沾水,以免发生感染。

第七节　髂腰韧带损伤

一、概　述

髂腰韧带损伤在临床上较为少见。因为髂腰韧带所处位置被骨组织遮挡,疼痛深在,检查时易于漏诊。髂腰韧带因其肥厚而坚韧,即使受到强大的暴力损伤也不会完全断裂,只会发生局部损伤。它是稳定第 4、5 腰椎强有力的结构,也通过它使髂骨和第 4、5 腰椎的连接更为稳固。因第 4、5 腰椎为人体躯干应力的集中点,腰部伸屈和侧弯时,髂腰韧带都要受到相应的应力影响,因此损伤。以前对此病认识不足,多以腰肌劳损论治,由于针对性不强,效果不理想。针刀治疗该病效果较好。

二、相关解剖

髂腰韧带

【局部解剖】　髂腰韧带为一肥厚而坚韧的三角形韧带,起于第 4、5 腰椎横突,呈放射状止于髂嵴的内唇后半,在骶棘肌的深面。髂腰韧带覆盖于腰方肌内侧筋膜的增厚部,它的内侧与横突间韧带和骶髂后短韧带相互移行,髂腰韧带可以抵抗身体重量。因为第5腰椎在髂嵴的平面以下,这个韧带可以限制第5腰椎的旋转和在骶骨上朝前滑动,稳定了骶髂关节(图2-43)。

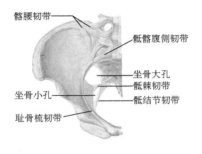

图 2-43 髂腰韧带

三、病因病理

髂腰韧带可以限制 L_5 椎体旋转,同时防止 L_5 在骶骨上朝前滑动,当腰脊柱前屈至一定程度时,髂腰韧带即受到牵拉而紧张,限制了前屈运动。经常长时间的腰部过度前屈,可引起慢性积累性劳损;在前屈位时突然旋转腰部时,则易使一侧韧带急性损伤。

L_5 横突肥大或双侧不对称,引起双侧髂腰韧带应力不对称,容易出现劳损。肥大的 L_5 横突尖部靠近或触及髂骨的前缘,在活动时位于横突尖与髂嵴前缘之间的髂腰韧带容易被撞击而使其劳损。髂腰韧带周围广泛粘连还可卡压臀上皮神经,引起顽固性腰臀部疼痛。损伤的组织发生挛缩,使髂腰韧带平衡腰部下段的作用减弱或丧失,腰部呈僵硬状态,腰部转、侧、仰、俯功能受限,搬抬重物时容易引起剧痛。

四、临床表现与诊断

1. 病史　有腰部外伤史或劳损史,特别有扭转的外伤史。

2. 疼痛　两侧或一侧髂腰部深在性疼痛,患者只能指出疼痛部位,但指不出明确的痛点。疼痛最常反射到腹股沟内侧,也可反射到股内上方、同侧下腹壁、臀部痛,无小腿痛。

3. 压痛　在第4腰椎和第5腰椎外侧缘和髂嵴之间的髂腰角处有深在性压痛。部分患者没有明显压痛点,如向髂骨与骶髂关节内侧面深压,往往可以得到明确的压痛点。

4. 功能障碍　急性损伤患者腰椎屈伸及旋转活动均受限,尤以后伸及向健侧弯曲时为甚。不能久坐无力,腰椎伸屈、旋转、侧屈不同程度活动受限。

5. 特殊检查　直腿抬高试验及"4"字试验阴性。

6. X线检查　第5椎体轻度前移,患侧第5腰椎横突增长。

五、针刀操作

1. 体位　俯卧位,腹下垫薄枕。

2. 体表标志

(1)髂嵴:被检查者侧卧位,臀部与腰腹部的交界处,可见突起高隆的臀部骨性上缘,腰腹部明显柔软。由外侧向皮肤触诊,可触及弧形骨嵴之外缘,由腰腹部向下可触及髂嵴上缘一指宽的骨面,手指向深处用力,可触摸到骨嵴内缘。髂嵴上缘分为内、外两唇。从髂嵴最高点向前的部分为髂嵴前部。髂嵴前部外唇有腹外斜肌附着(图2-25)。

(2)腰椎横突:横突排列于椎骨的两侧,为颈、背、腰部肌、筋膜和韧带的重要附着点。腰椎横突一般形态短而扁,唯 L_3 腰椎横突最长,有时可长达一般横突的2倍。第3腰椎横突有众多大小不等的肌肉附着,相邻横突之间有横突间肌,横突尖端与棘突之间有横突棘肌,横突前侧有腰大肌及腰方肌,横突的背侧有骶棘肌,腰背筋膜中层附于横突尖。在腰椎所有横突中,第3腰椎横突最长,活动幅度也大,受到的拉力也最大,因此,损伤机会也较多。L_3 横突尖位于 L_2—L_3 棘间中点的水平线上,在后正中线旁开 20~25mm,这是一个十分具有参考价值的标志。以第3腰椎横突为参照,向上或向下可以找到其他腰椎横突(图 2-34)。

3. 定点

(1)第 4、5 腰椎横突端点:首先于 L_2—L_3 棘间水平线外30mm 处定 1 点,再在 L_5 棘突水平线外 30mm 处定 1 点,在上两点连线的中点处定 1 点,为 L_4 横突点

(2)髂嵴内侧边缘压痛点:髂后上棘内下方的凹陷处寻找压痛点定 1~2 点。

4. 操作

(1)第 4、5 腰椎横突端点:刀口线与骶棘肌平行,刀体与皮面垂直,快速刺入皮肤,当刀锋达横突骨面后,再将刀锋调整到横突外端,刀口线与横突尖端下缘骨面的弧度平行,做切开剥离3~5 刀,纵行疏通、横行剥离(图 2-44)。

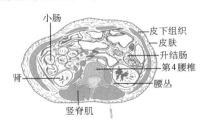

图 2-44　第 4、5 腰椎横突端点

(2)髂嵴内侧边缘压痛点:刀口线与脊柱顺列平行,刀体与头侧皮面呈 70°,快速刺入,深达髂骨骨面后,将刀锋调至髂嵴边缘内唇,刀体倾斜,令刀锋紧扣髂嵴内侧缘的骨面,进行铲剥 2~

3刀,再给予疏通和剥离即可(图 2-45)。

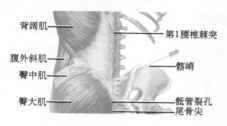

图 2-45　髂嵴内侧边缘压痛点

六、手法操作

1. 病人侧卧,左右斜扳 1 次。

2. 病人坐位,尽量屈背弯腰,双手伸向足端,以左手触右足,以右手触左足,反复运动多次。

3. 病人站立位,医生站于病人背后,双手固定髂嵴让病人躯干向健侧过度侧屈 2~3 次。

七、注意事项

1. 疗期间应适当休息,避免受凉。部分患者劳累易复发,可适当做腰背肌锻炼,如"拱桥""小燕飞"等,以巩固疗效。

2. 治疗后各治疗点用棉球或无菌纱布按压,创可贴覆盖针眼,要求 24 小时内施术部位勿沾水,以免发生感染。

第八节　腰椎间盘突出症

一、概　述

本病是腰椎间盘因外伤或腰部软组织慢性劳损所致纤维环

破裂,髓核从破裂处突出或脱出,压迫脊神经或者马尾神经,而出现的以腰腿放射性疼痛、下肢及会阴区感觉障碍为主要症状的疾病,严重时可引起下肢瘫痪。本病早期可用保守疗法、药物滴注等方法,消除水肿和炎症反应,能缓解症状,但无法根除,而外科椎间盘摘除术创伤较大,术后腰痛长期存在,而且开放手术,容易引起并发症和后遗症。针刀医学认为腰椎间盘突出症不是椎间盘本身的问题,而是人体在对腰部损伤的修复过程中,腰部的软组织粘连、瘢痕,导致腰椎受力曲线的变化,使腰椎间盘受到挤压,突出而引起的腰腿痛。针刀治疗通过松解腰部及神经根周围的粘连和瘢痕,恢复腰部的受力曲线,以达到治疗目的。

二、相关解剖

1. 腰椎

【局部解剖】 腰椎是脊柱的一部分,正面观呈垂直状,椎体自上而下逐渐增宽,呈梯形排列,各椎间隙的横向宽度基本相等;侧面观呈前凸弯曲状,是脊柱的生理弯曲之一,称为腰曲。由于该生理性曲度的缘故,各椎间隙均表现为前宽后窄。通常 L_5 与骶骨之间隙要比其他腰椎间隙窄,若未合并其他病理因素,则无临床意义。

正常人的腰椎有 5 块,均由椎体和椎弓两部分组成。椎体在前,椎弓在后,两者借椎弓根紧密连接。椎弓由左、右椎弓板会合而成,共发出 7 个突起:1 个棘突、1 对横突、1 对上关节突和 1 对下关节突。棘突:棘突位于椎弓后方正中,走向略偏下,呈竖板状,中上部较薄,后下部较厚,末端相对膨大,内含少量骨松质。L_5 棘突常有畸形或发育异常,有时椎板骨化时未闭合,棘突缺如而称为隐裂,也可能游离棘突即浮棘,还可能浮棘合并隐裂;横突:由椎弓根与椎弓板联合处向两侧并略偏斜向后延伸,于横突近端偏后为副突,其内上方是乳突。腰椎横突较颈椎、胸椎横突均长,且其大小、形状变异较大。一般 L_3 椎横突最长,L_4 横突上翘,L_5 横突宽大,俗有"3 长 4 翘 5 肥大"之说。横突骨松质相对较多。L_3 横突的解剖形态的特点具有特殊生理和临床意义,此处是腰椎的中点,骨骼肌附着最集中的部位,在腰椎运动时承受牵拉和应力最大,容易造成劳损。临床上 L_5 横突变异和畸形更为多见。L_5 变异和畸形,是腰椎疾病多发原因的解剖学基础;关节突与关节突关节:每个腰椎各有一对上、下关节突。上关节突自椎弓根后上方发出,扩大并斜向后外方,关节面凹向后内侧;下关节突由椎板下外方发出,凸隆伸向前外方,与上关节突关节面相对应并构成关节突关节,亦称椎弓关节或椎小关节。其关节间隙正常宽度为 $1.5 \sim 2.0 \mathrm{mm}$。关节突关节的组成与一般大关节相似,关节面有软骨覆盖,具有一小关节腔,周围有关节囊包绕,其内层为滑膜,能分泌滑液,以利于关节活动,如屈伸、侧弯及旋转等。滑膜外方有纤维层,其增厚部分称为韧带。在脊柱不同节段各关节突关节的形状及排列方向均不相同,以适应各部不同功能。腰椎不同节段关节突关节所处位置和形态不完全一致,$L_1 - L_2$ 关节突关节间隙处于矢状面,上关节突形成前(内)、后(外)环状结构包绕着大部分下关节突,有相当的稳定性。自上而下逐渐形似冠状位,以 L_5 最为典型。如此排列保证了腰椎屈伸、侧屈及旋转运动的灵活性。各关节突关节面的排列光滑、合适,如因损伤破坏其完整及光滑性,即导致损伤性关节炎,该区域即发生疼痛。腰椎关节突关节的关节囊较窄小,关节突易发生骨折,而脱位则较少。

椎体和椎弓围成椎孔,各节椎孔连接起来合成椎管,容纳脊髓和马尾神经。相邻椎骨的上下切迹构成椎间孔,其内有脊神经和血管通过。上、下椎体之间为椎间隙,有椎间盘连接。椎间盘前面由前纵韧带加固;后面由较弱的后纵韧带加固,由于后纵韧带菱形交织于纤维环,故后外侧就形成了椎间盘的薄弱点。

因为腰椎是脊柱承受体重压力最大的部位,所以椎体肥厚、较大,腰椎的棘突呈板状,水平直伸向后,相邻棘突间的空隙较宽,临床常在此处做腰椎穿刺。L_3 最长,位于腰椎的中间部位,在腰部活动中起到杠杆和应力点的作用。L_5 棘突常有畸形或发育异常。L_5 下关节突与 S_1 上关节突构成腰骶关节突关节,变异较多。L_5 与 S_1 融合称之腰椎骶化,如果 S_2 与 S_1 不融合则成为骶椎腰化(图 2-46)。

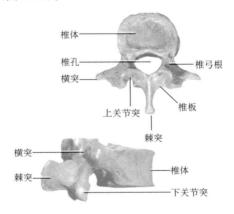

图 2-46 腰椎

2. 椎间盘

【局部解剖】 椎间盘(椎间纤维软骨盘)是椎体间主要连接结构,除 C_1-C_2 外,其他椎体之间(包括 L_5-S_1)均以椎间盘相连接,因此成人共有 23 个椎间盘。由软骨板、纤维环及髓核组成。髓核位于椎间盘的中央,它是一种富含水分呈胶冻状的弹性蛋白。在髓核的周围是纤维环,一层层的纤维环把两个椎体连接在一起,并把髓核牢牢地固定在中央。当椎体承受纵向负载时,髓核用纤维环借其良好的弹性向外周膨胀,以缓冲压力,有减震作用,在行走、弹跳、跑步时防止震荡颅脑。此外还可以使脊柱有最大的活动度,进行腰部的各方向活动。椎间盘的这种结构,允许椎体间借助髓核的弹性和移动及纤维环的张力做运动,但是纤维环一旦破损,其间包裹的髓核就会穿过破损的纤维环向外突出,即发生椎间盘突出(脱出),从而压迫脊髓或神经根,引起相应的症状和体征。椎间盘有维持脊柱高度、保障和限制腰椎运动幅度、缓冲压力以保护大脑和脊柱的作用(图2-47)。

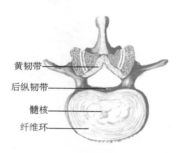

黄韧带
后纵韧带
髓核
纤维环

图 2-47　椎间盘

3. 腰椎体其他连接

(1)关节突间连接

【局部解剖】　由上位椎骨的下关节突与下位椎骨的上关节突组成,属滑动关节,关节囊甚松,有关节突前后韧带加固。关节面为透明软骨,其边缘有关节囊附着其上(图2-35)。

(2)筋膜

①浅筋膜

【局部解剖】　腰骶尾部的浅筋膜:是相邻区浅筋膜的延续,致密而厚实,浅筋膜层中有皮神经和皮血管。

②深筋膜

【局部解剖】　腰骶尾部的深筋膜分浅、深两层。浅层薄弱，深层较厚，与背部深层筋膜相续，呈腱膜性质，合称胸腰筋膜。胸腰筋膜在胸背部较为薄弱，覆于竖脊肌表面。向上连接于项筋膜，内侧附于胸椎棘突和棘上韧带，外侧附于肋角和肋间筋膜，向下至腰部增厚，并分为前、中、后3层。

前层：又称腰方肌筋膜，覆盖于腰方肌前面，内侧附于腰椎横突尖，向下附于髂腰韧带和髂嵴后份，上部增厚形成内、外侧弓状韧带。前层在腰方肌外侧缘处同腰背筋膜中、后层愈合，形成筋膜板，由此向外侧方，是腹横肌的起始腱膜。

中层：位于竖脊肌与腰方肌之间，内侧附于腰椎横突尖和横突之间韧带，外侧在腰方肌外侧缘与前层愈合，形成腰方肌鞘，向上附于第12肋下缘，向下附于髂嵴，此层上部附于第12肋和腰1横突之间的部分增厚，形成腰肋韧带。此韧带的锐利边缘是胸膜下方返折线的标志。

后层：在竖脊肌表面，与背阔肌和下后锯肌腱膜愈合，向下附着于髂嵴和骶外侧嵴，内侧附于腰椎棘突、棘上韧带和骶正中嵴，外侧在竖脊肌外侧缘与中层愈合，形成竖脊肌鞘，后层与中层联合成一筋膜板续向外侧方，也加入至腰方肌外侧缘前层，共同形成腹横肌及腹内斜肌的腱膜性肌肉起始。腹横肌的起始腱膜比腹内斜肌的起始筋膜宽很多（图2-48）。

（3）韧带

①棘上韧带

【局部解剖】　棘上韧带为一狭长韧带，起于第7颈椎棘突，向下沿棘突尖部止于骶中嵴，此韧带的作用是限制脊柱过度前屈，此韧带附着于除上6个颈椎以外的所有椎体的棘突。当脊柱前屈时被拉直，后伸时复原，故棘上韧带具有一定的弹性，但无弹力纤维，过屈可受损。棘上韧带的作用是限制脊柱过度前屈(图 2-49)。

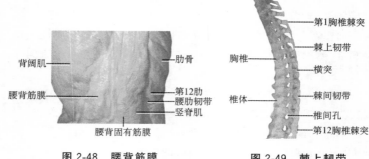

图 2-48　腰背筋膜　　　　　图 2-49　棘上韧带

②棘间韧带

【局部解剖】　棘间韧带位于相邻两个椎骨的棘突之间,棘上韧带的深部,前方与黄韧带延续,向后与棘上韧带移行。除腰骶部的棘间韧带较发达外,其他部位均较薄弱。前方与黄韧带延续,向后与棘上韧带移行。棘间韧带以胶原纤维为主,与少量弹力纤维共同组成,其间夹有少量脂肪组织(图 2-49)。

③横突间韧带

【局部解剖】　在上下椎骨的横突间有横突间韧带相连,其在腰部比较发达,可分内外两部分,内部厚,外部呈片状,其间有脊神经后支和伴行血管穿出。

④黄韧带

【局部解剖】　为连结相邻两椎板间的韧带,由黄色弹力纤维组织组成,坚韧而富有弹性,协助围成椎管,黄韧带有限制脊柱过度前屈并维持脊柱于直立姿势的作用(图 2-50)。

⑤髂腰韧带

【局部解剖】　髂腰韧带为一肥厚而坚韧的三角形韧带,起于第4、5腰椎横突,呈放射状止于髂嵴的内唇后半,在骶棘肌的深面。髂腰韧带覆盖于腰方肌内侧筋膜的增厚部,它的内侧与横突间韧带和骶髂后短韧带相互移行,髂腰韧带可以抵抗身体重量。因为第5腰椎在髂嵴的平面以下,这个韧带可以限制第5腰椎的旋转和在骶骨上朝前滑动,稳定了骶髂关节(图2-51)。

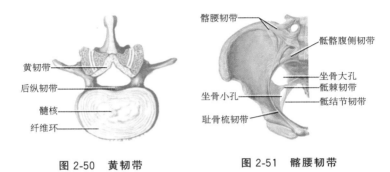

图2-50　黄韧带　　　　图2-51　髂腰韧带

⑥前纵韧带

【局部解剖】　呈板状。其由枕骨基底延伸至骶骨,贴于椎骨前面(图2-50)。

⑦后纵韧带

【局部解剖】　附于椎体后面,呈节段性菱形状。由枕骨基底伸展至骶管,菱形部与椎间盘纤维环交织,与椎体间有椎静脉的通道(图2-50)。

4. 腰部主要肌肉

(1)背阔肌

【体表定位】　背阔肌扁平,只有当运动时才能辨认其轮廓。被检查者侧卧,臂部外展90°,检查者置阻力在其肘部上方的臂内侧面,要求被检查者上肢内收对抗检查者的阻力,可见位于腋后皱襞的背阔肌外侧端。然后让被检查者"咳嗽",此时可感到此肌因咳嗽而突然收缩的震动感。背阔肌上缘的体表投影线是自第 7 胸椎棘突做一平线,横过肩胛骨下角至腋后线(图 2-52)。

【局部解剖】 背阔肌位于腰背部后外侧最浅层,略呈直角三角形,为全身最大的阔肌。该肌起自下 6 个胸椎棘突、腰椎棘突、骶正中嵴、髂嵴外侧唇后 1/3,止于肱骨小结节嵴。

背阔肌的主要作用是使肱骨做内收、旋内及后伸运动,如背手姿势。当上肢上举固定时,两侧背阔肌收缩可向上牵引躯体,如引体向上运动(图 2-53)。

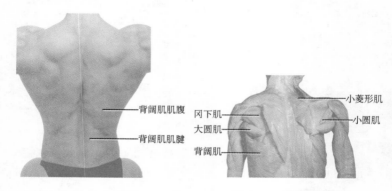

图 2-52 背阔肌　　　　　图 2-53 背阔肌解剖

(2)下后锯肌

【体表定位】 当身体作直立姿势,两臂自然下垂时,肩胛骨的轮廓稍微高起,可观察出肩胛骨上角、内侧缘和下角,特别是下角比较明显。用手均可触及上述各标志,上角和下角分别为内侧缘的上端和下端,分别平对第 2 肋和第 7 肋,可作体表标志(图 2-54)。

【局部解剖】 下后锯肌处在腰部的上段和下 4 个肋骨的外

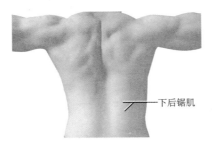

图 2-54　下后锯肌

侧面,起自下 2 个胸椎及上 2 个腰椎棘突,止于下 4 个肋骨外侧面。下后锯肌的作用是下降肋骨帮助呼吸,受肋间神经支配。下 4 肋和脊柱的夹角,称脊肋角,正常时约为 70°。下后锯肌与脊柱下段和肋骨的夹角分别约 120°和 90°,沿肌肉的纵轴收缩可使肋骨下降。肋骨下降,胸廓收缩,胸腔变小,故呼气。正常情况下,下后锯肌随着呼吸进行有规律地收缩和舒张(图 2-55)。

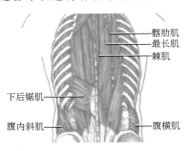

图 2-55　下后锯肌解剖

(3)竖脊肌:又称骶棘肌,是背肌中最强大的肌肉,此肌下端起于骶骨背面、腰椎棘突、髂嵴后部和腰背筋膜,在腰部开始分为 3 个纵行的肌柱上行达枕骨后方,内侧者称为棘肌,中间者称最长肌,外侧者称髂肋肌。

【体表定位】 竖脊肌下及骶椎,上达枕部,填充与背部棘突与肋角之间的深沟内,在后正中线两侧形成纵行的隆起。后正中线是该肌内侧在体表的投影线,所有肋角相连的线是竖脊肌外侧缘在背部的投影线,在棘突的两侧可以触及。在腰部,该肌的外侧缘也可以清楚地触及,由此向前摸到的肌板为腹外侧肌群(图 2-56)。

①棘肌

【局部解剖】 棘肌位于最内侧,紧贴棘突的两侧,较上述两肌薄弱,又分为胸棘肌、颈棘肌和头棘肌。胸棘肌位于胸背面的中部,起自总腱和下部胸椎棘突,肌束一般越过 1~2 个棘突,抵止于上部胸椎棘突;颈棘肌较胸棘肌弱小,位于项部。胸棘肌具有伸脊柱胸段的作用;颈棘肌具有伸脊柱颈段的作用。头棘肌多与头半棘肌合并,止于枕骨下项线(图 2-57)。

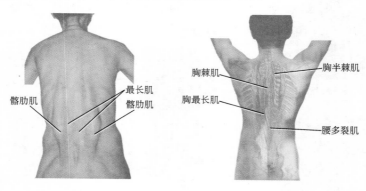

图 2-56 竖脊肌   图 2-57 棘肌

②最长肌

【局部解剖】 在髂肋肌的内侧及深侧,自下而上也分为 3 部,即胸最长肌、颈最长肌和头最长肌。除起于总腱外,还起自

全部胸椎及 C_5 — C_7 横突,止于全部胸椎横突及其附近的肋骨、上部颈椎横突及颞骨乳突。一侧收缩时,使脊柱向同侧屈曲;双侧收缩时,则竖直躯干(图 2-57)。

③髂肋肌

【局部解剖】　此肌为外侧肌束,自下而上又分为 3 部分,即腰髂肋肌、胸髂肋肌和颈髂肋肌,这 3 部肌肉互相重叠。腰髂肋肌起自竖脊肌的总腱,向上分为 6～7 束,肌纤维向上,借许多肌束止于下 6 个肋骨肋角的下缘。胸髂肋肌及颈髂肋肌均起于上 6 个肋骨止点的内侧,最后止于 C_4 — C_6 横突的后结节。全肌虽然分为 3 部分,但纤维相互重叠,外形上没有分开,是一块肌肉。此肌通过肋骨作用于脊柱,一侧收缩时,使躯干向同侧屈曲;双侧收缩时,则竖直躯干(图 2-58)。

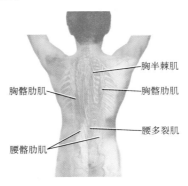

胸半棘肌
胸髂肋肌
胸髂肋肌
腰多裂肌
腰髂肋肌

图 2-58　髂肋肌

(4)横突棘肌

【体表定位】　横突棘肌由多数斜行的肌束组成,被竖脊肌所覆盖,其肌纤维起自下位椎骨的横突,斜向内上方止于上位椎骨棘突。由浅入深可分为 3 层,即半棘肌、多裂肌和回旋肌。横突棘肌两侧同时收缩时,使脊柱伸直;单侧收缩时,使脊柱转向对侧。

①多裂肌

【局部解剖】 位于半棘肌的深面,为多束小的肌性腱束,形状类似半棘肌,但较短,分布于 C_2-S_4。在骶部,起自骶骨后面、髂后上棘及骶髂后韧带;在腰部,起自乳突;在胸部,起自横突;在颈部,起自下位 4 个颈椎的关节突。跨过 1~4 个椎骨,止于上位数个棘突的下缘。肌束长短不一,浅层者最长,止于上 3~4 个棘突,中层者止于上 2~3 个棘突,深层者止于上 1 个棘突。多裂肌是脊椎的背伸肌,可以加大腰椎前凸,在颈、胸部,尚可以防止脊椎向前滑脱(图 2-59)。

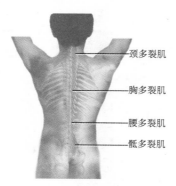

图 2-59 多裂肌

②回旋肌

【局部解剖】 在多裂肌的深面,连结上、下 2 个椎骨之间或越过 1 个椎骨,分为颈回旋肌、胸回旋肌和腰回旋肌。回旋肌为节段性小方形肌,起自各椎骨横突上后部,止于上一椎骨椎弓板下缘及外侧面,直至棘突根部。回旋肌在胸段比较发达,每侧有

11个,数目可有变化。

(5)腰方肌

【局部解剖】　位于腹腔后壁腰椎的两旁,腰背筋膜中层,后邻竖脊肌;前方借腰背筋膜前层与腹横筋膜相隔,为长方形的扁肌,下端较宽。起自髂嵴后部的内唇、髂腰韧带及下方3~4个腰椎横突。肌纤维斜向内上方止于第12肋骨内侧半下缘和上方4个腰椎横突及胸12椎体。此肌可增强腹后壁,若两侧收缩时则降低第12肋,还有协助伸腰段脊柱的作用,一侧收缩时使脊柱侧屈,两侧收缩时可以稳定躯干(图2-60)。

(6)腰大肌

【局部解剖】　位于腰椎侧面,脊柱腰段椎体与横突之间的深沟内,呈纺锤状。起自T_{12}椎体下缘至L_5椎体上缘和椎间盘的侧面,以及全部腰椎横突。肌束向下逐渐集中,联合髂肌的内侧部,形成一个肌腱,穿过腹股沟韧带与髋关节囊之间(肌腔隙),贴于髂耻隆起的前面及髋关节囊的前内侧而下行,止于股骨小转子。腰大肌收缩时,可屈曲大腿并旋外,当大腿被固定时,则屈脊柱腰段而使躯干前屈(图2-61)。

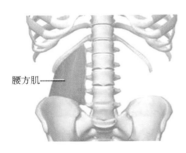

腰方肌

图 2-60　腰方肌

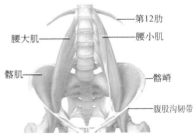

第12肋
腰大肌
腰小肌
髂肌
髂嵴
腹股沟韧带

图 2-61　腰大肌

5. 腰段脊神经

【局部解剖】 脊神经由脊髓发出的前根和后根组成,前根由灰质的前角细胞发生,后根依次在脊髓后外侧进入脊髓灰质后角。

脊神经分支:腰段脊神经在椎间孔外口处分前支、后支和脊髓返支。前支组成腰神经丛、骶神经丛、尾神经丛;后支主要分布于躯干背侧,分为内侧支和外侧支,前者又分为内上支、内下支和副支;骶丛由腰骶干(L_4、L_5)以全部骶神经和尾神经的前支组成,是全身最大的神经丛。骶丛有 5 个分支,即臀上神经、臀下神经、股后皮神经、阴部神经和坐骨神经。坐骨神经是全身最粗大的脊神经,穿梨状肌下孔出盆腔,在臀大肌深面、股方肌浅面,经坐骨结节与股骨大转子之间入股后区,沿中线经股二头肌长头和大收肌之间下降,在腘窝上角分为胫神经和腓总神经(图2-62)。

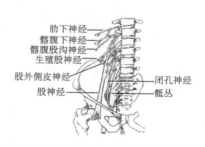

肋下神经——
髂腹下神经——
髂腹股沟神经——
生殖股神经——
股外侧皮神经——
股神经——
——闭孔神经
——骶丛

图 2-62 腰段脊神经

三、病因病理

1. 内因

(1)解剖结构的因素:①纤维环前、外侧厚,后方薄,因此受到外力后髓核容易向后侧突出。②前纵韧带(厚宽)及后纵韧带薄窄,导致髓核向后突出。

(2)椎间盘退变:①髓核退变:含水量下降、胶原减少及纤维软骨组织增多、髓核组织整体组成不均柔韧性下降,不再能均匀传力。②纤维环退变:纤维环在力的经常性不均匀作用下变薄弱、出现断裂裂隙及弹性下降。

2. 外伤劳损 ①反复挤压、扭曲、扭转等负荷作用,使脊柱运动失衡,同时导致腰椎椎体周围肌肉、韧带等软组织的力学改变。②纤维环的后部由里向外产生裂隙,纤维环逐渐薄弱。③较重的外伤,或积累性损伤导致髓核突出,压迫神经根或马尾神经,由于以上诸内外因素,本病在寒冷、劳累刺激下容易诱发。

四、临床表现与诊断

1. 病史 多发生于 30－50 岁的青壮年,男女无明显区别。患者多有反复发作腰痛史。

2. 腰痛 腰痛伴坐骨神经痛是本病的主要症状。腰痛常局限于腰骶部附近,程度轻重不一。坐骨神经痛常为单侧。疼痛沿大腿后侧向下放射至小腿外侧、足跟部或足背外侧。行走时间长、久站或咳嗽、打喷嚏、排便等腹压增高时均可使症状加重,休息后可缓解。疼痛多为间歇性,少数为持续性。

3. 下肢麻木 多局限于小腿后外侧、足背、足外侧缘麻木或皮肤感觉减退。

4. 脊柱侧弯 多数患者有程度不同的脊柱侧弯,侧弯多突向健侧。

5. 压痛伴放射痛 用拇指深压棘突旁,患部常有压痛,并向患侧下肢放射。

6. 患侧直腿抬高试验阳性 患者仰卧,两下肢放平,先抬高健侧,记录能抬高的最大度数;再抬高患侧,当抬高到产生腰痛和下肢放射痛时,记录其抬高度数,严重者抬腿范围在 $15°\sim30°$。再降低患侧至疼痛消失时,将踝关节背屈,症状立即出现,此为加强试验阳性,可与其他疾病引起的直腿抬高试验阳性相鉴别。

7. 反射和感觉改变 神经根受累后,可发生运动功能和感觉功能障碍。腓肠肌肌张力减低,跖背伸肌力减弱。L_2—L_3神经根受累时,膝反射减弱;L_4神经根受累时,膝、跟腱反射减弱;L_5和S_1神经根受累时,跟腱反射减弱。神经根受累严重或过久,相应腱反射可消失。

8. X线检查 在正位平片上,腰椎侧弯是重要的X线表现,侧弯多数是由突出的间隙开始向健侧倾斜,患侧间隙较宽。侧位片可见腰椎生理前凸减小或消失,甚至向后凸,椎间盘突出的后方较宽,即出现前窄后宽的表现。早期突出的椎间隙多无明显改变,晚期椎间隙可明显变窄,相邻椎体边缘有骨赘生成。

五、针刀操作

腰部的整体松解包括L_3—L_5棘上韧带、棘间韧带;左右L_3—L_5横突松解,胸腰筋膜的松解,髂腰韧带的松解,在骶正中嵴上和两侧骶骨后面竖脊肌起点的松解及L_4—L_5、L_5—S_1两侧黄韧带松解。从各个松解点的分布上看,很像"回"字形状。棘上韧带点、棘间韧带点、左右L_3—L_5腰椎横突点、骶正中嵴上和两侧骶骨后面竖脊肌起点的连线共同围成"回"字外面的"口",而两侧4点黄韧带松解点的连线围成"回"字中间的"口",故将腰部的针刀整体松解术称为"回"字形针刀松解术。这种术式不仅是腰椎间盘突出症针刀松解的基础术式,也是腰椎管狭窄症的针刀整体松解的基础术式,只是在治疗腰椎管狭窄症时,椎管内松解的部位有所不同。下面从每个松解点阐述"回"字形针刀整体松解术操作方法。

1. 体位

(1)俯卧位,腹部置棉垫,使腰椎前屈缩小。适用于一般患者。

(2)俯卧位,在治疗床上进行骨盆大剂量牵引,牵引重量为50kg,目的是使腰椎小关节距离拉大,棘突间隙增宽,便于针刀操作。牵引5分钟后进行针刀治疗。适用于肥胖患者或者腰椎间隙狭窄的患者。

2. 体表标志

(1)髂嵴:被检查者侧卧位,臀部与腰腹部的交界处,可见突起高隆的臀部骨性上缘,腰腹部明显柔软。由外侧向皮肤触诊,可触及弧形骨嵴之外缘,由腰腹部向下可触及髂嵴上缘一指宽的骨面,手指向深处用力,可触摸到骨嵴内缘。髂嵴上缘分为内、外两唇,从髂嵴最高点向前的部分为髂嵴前部,髂嵴前部外唇有腹外斜肌附着(图2-63)。

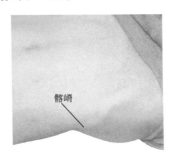

髂嵴

图 2-63 髂嵴

(2)腰椎横突:横突排列于椎骨的两侧,为颈、背、腰部肌、筋膜和韧带的重要附着点。

腰椎横突一般形态短而扁,以 L_3 腰椎横突最长,有时可长达一般横突的 2 倍。第 3 腰椎横突有众多大小不等的肌肉附着,相邻横突之间有横突间肌,横突尖端与棘突之间有横突棘肌,横突前侧有腰大肌及腰方肌,横突的背侧有骶棘肌,腰背筋膜中层附于横突尖。在腰椎所有横突中,第 3 腰椎横突最长,活动幅度也大,受到的拉力也最大,因此,损伤机会也较多。L$_3$ 横突尖位于 L$_2$—L$_3$ 棘间中点的水平线上,在后正中线旁开 20～25mm,这是一个十分具有参考价值的标志。以第 3 腰椎横突为参照,向上或向下可以找到其他腰椎横突(图 2-64)。

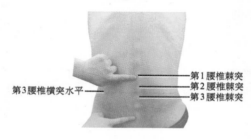

第3腰椎横突水平————

————第1腰椎棘突
————第2腰椎棘突
————第3腰椎棘突

图 2-64　腰椎横突

(3)骶正中嵴:被检查者俯卧位,于第 5 腰椎棘突以下可以触及一个凹陷,此凹陷为腰骶间隙。腰骶间隙向下后正中线上可触及的一系列骨性隆起为骶正中嵴(图 2-65)。

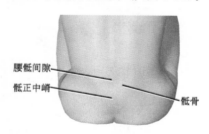

腰骶间隙————

骶正中嵴————

————骶骨

图 2-65　骶正中嵴

(4)腰椎棘突:被检查者俯卧位,胸椎棘突以下腰部正中线上可触及较宽的腰椎棘突顶和棘突间隙。正常腰椎具有向前的曲度,因此相邻两棘突较近,有时难以触清棘突间隙,此时可于被检查者腹下垫一薄枕,使棘突间隙增大而易于触及。另外还可以根据髂嵴判定腰椎棘突节段,将两侧髂嵴最高点连线,在男性此线通过第4腰椎棘突或第4—5腰椎棘突,在女性此线已通过第4、5腰椎棘突之间最多(图2-66)。

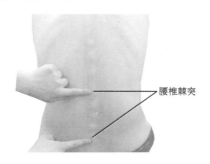

腰椎棘突

图 2-66　腰椎棘突

3. 定点

(1)棘突上压痛点,可定数点,以松解棘上韧带。

(2)棘突间压痛点,可定数点,以松解棘间韧带。

(3)横突尖压痛点,可定数点,以松解骶棘肌、腰方肌、胸腰筋膜。

(4)从棘突间隙旁开1cm定数点,以松解椎管内口。

(5)在髂后上棘内侧压痛点定点,以松解髂腰韧带止点。

(6)在骶正中嵴及旁开2cm压痛点处定点,以松解骶棘肌。

(7)在第12肋尖压痛点处定点,以松解上段胸腰筋膜。

(8)在第3腰椎棘突旁开8～10cm压痛点处定点,以松解中段胸腰筋膜。

(9)在髂嵴中分压痛点处定点,以松解下段胸腰筋膜。

(10)在髂后上棘和尾骨尖连线中点与股骨大转子尖连线中

内 1/3 交点处定点,以松解梨状肌处坐骨神经的粘连、瘢痕、挛缩。

(11)在股骨大粗隆与坐骨结节连线中点处定点,以松解臀横纹处坐骨神经的粘连、瘢痕、挛缩。

(12)在大腿中段后侧正中线上定点,以松解大腿中段坐骨神经的粘连、瘢痕、挛缩。

(13)在腓骨头下 3cm、6cm 处分别定点,以松解腓总神经行经路线上的粘连、瘢痕、挛缩。

(14)在腓骨头下 3cm 处定点,以松解腓总神经的粘连、瘢痕、挛缩。

(15)在腰 5 棘突旁开 3cm 处定点,以松解关节突关节韧带的粘连、瘢痕、挛缩。

4. 操作

(1)棘上韧带和棘间韧带点:L_3、L_4、L_5 棘上韧带及棘间韧带松解,以第 3 腰椎为例加以介绍。第 1 支针刀松解棘上韧带,从棘突顶点进针刀,刀口线与脊柱纵轴平行,针刀经皮肤、皮下组织,直达棘突骨面,在骨面上纵疏横剥 3 刀,范围 0.5cm,然后,贴骨面向棘突两侧分别用提插刀法切割 3 刀,以松解两侧棘肌的粘连、瘢痕,深度 0.5cm。其他棘突松解方法与此相同。第 2 支针刀松解棘间韧带,以松解 L_3-L_4 棘间韧带为例。两侧髂嵴连线最高点与后正中线的交点为第 4 腰椎棘突,向上即到 L_3-L_4 棘突间隙,在此定位,从 L_4 棘突上缘进针刀,刀口线与脊柱纵轴平行,针刀经皮肤、皮下组织,直达棘突骨面,调转刀口线 90°,沿 L4 棘突上缘用提插刀法切割 3 刀,深度 0.5cm。其他棘间韧带松解方法与此相同(图 2-67)。

(2)横突尖点:以 L_3 横突为例,横突背面剥离法:刀口线与躯干纵轴平行,刀体与皮面垂直刺入。通过皮肤、皮下组织、胸腰筋膜及竖脊肌,到达 L_3 横突背侧骨面。当刀锋接触横突骨面时,用横行剥离法,将粘连在横突骨面和尖端的肌、筋膜、神经等组织剥离松解开,刀下有松动感后出刀;横突尖端切开剥离法,当刀锋到达横突骨面后,调整刀锋达横突尖端,在尖端的上、外、下骨缘与软组织的交界处,行切开剥离。切开时,刀口线要紧贴骨端,随骨端的弧度转动,不得离开骨面。切开完成后,再纵行疏通、横行剥离即可(图2-68)。

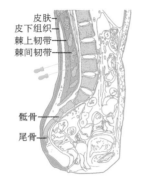

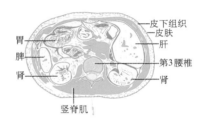

图 2-67　棘上韧带和棘间韧带点　　　　图 2-68　横突尖点

(3)棘突间隙旁开1cm点:以松解 L_4 — L_5 椎管内口为例。摸准 L_4 — L_5 棘突间隙,从间隙中点旁开1cm定位。刀口线与脊柱纵轴平行,针刀体向内,与矢状轴呈20°。针刀经皮肤、皮下组织、胸腰筋膜浅层、竖脊肌,当刺到有韧性感时,即达黄韧带。稍提针刀,寻找到 L_5 椎板上缘,调转刀口线90°,在 L_5 椎板上缘切开部分黄韧带。当有明显落空感时,停止进针刀。其他节段黄韧带松解与此相同(图2-69)。

(4)髂嵴内侧边缘压痛点:髂腰韧带起点与止点松解(参照髂腰韧带损伤的针刀松解方法)(图2-70)。

(5)胸腰筋膜点:第1支针刀松解上段胸腰筋膜:在第12肋

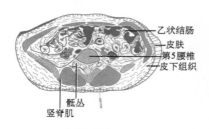

图 2-69　棘突间隙旁开 1cm 点

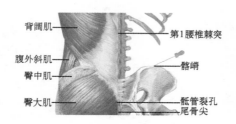

图 2-70　髂嵴内侧边缘压痛点

尖定位,刀口线与人体纵轴一致,针刀体与皮肤呈 90°。针刀经皮肤、皮下组织,直达第 12 肋骨,调转刀口线 45°,使之与第 12 肋骨走行方向一致,在肋骨骨面上向左右方向铲剥 3 刀,范围 0.5cm。然后贴骨面向下到肋骨下缘,提插刀法切割 3 刀,范围 0.5cm;第 2 支针刀松解中段胸腰筋膜:在第 3 腰椎棘突旁开 10cm 处定位,刀口线与人体纵轴一致,针刀体与皮肤呈 90°。针刀经皮肤、皮下组织,达肌层,当有突破感时即到达胸腰筋膜移行处,在此纵疏横剥 3 刀,范围 0.5cm;第 3 支针刀松解下段胸腰筋膜:在髂嵴中分压痛点定位,刀口线与人体纵轴一致,针刀体与皮肤呈 90°。针刀经皮肤、皮下组织,直达髂嵴,调转刀口线

90°,在髂嵴骨面上向内外前后方向铲剥3刀,范围0.5cm(图2-71)。

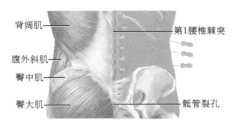

背阔肌 —— 第1腰椎棘突

腹外斜肌 ——

臀中肌 ——

臀大肌 —— 骶管裂孔

图2-71 胸腰筋膜点

(6)坐骨神经行经路线点:第1支针刀松解梨状肌处坐骨神经的粘连、瘢痕、挛缩,在髂后上棘和尾骨尖连线中点与股骨大转子尖连线中内1/3的交点处进针刀,刀口线与人体纵轴一致,针刀经皮肤、皮下组织、筋膜、肌肉,达梨状肌下孔处,提插刀法切割3刀。如患者有下肢窜麻感,说明针刀碰到了坐骨神经,此时,停止针刀操作,退针刀2cm,稍调整针刀方向,再进针刀,即可避开坐骨神经;第2支针刀松解臀下横纹处坐骨神经的粘连、瘢痕、挛缩,在股骨大粗隆与坐骨结节连线中点处进针刀,刀口线与人体纵轴一致,针刀经皮肤、皮下组织、筋膜、肌肉,达坐骨神经周围,提插刀法切割3刀。如患者有下肢窜麻感,说明针刀触到了坐骨神经,此时,停止针刀操作,退针刀2cm,稍调整针刀方向,再进针刀,即可避开坐骨神经;第3支针刀松解大腿中段坐骨神经的粘连、瘢痕、挛缩,在大腿中段后侧正中线上进针刀,刀口线与人体纵轴一致,针刀经皮肤、皮下组织、筋膜、肌肉,达坐骨神经周围,提插刀法切割3刀。如患者有下肢窜麻感,说明针刀碰到了坐骨神经,此时,停止针刀操作,退针刀2cm,稍调整针刀方向,再进针刀,即可避开坐骨神经;第4支针刀松解腓总神经行经路线上的粘连、瘢痕、挛缩,在腓骨头下5cm处进针刀,刀口线与人体纵轴一致,针刀经皮肤、皮下组织、筋膜、肌肉,直达腓骨面,纵疏横剥3刀,范围0.5cm;第5支针刀松解腓浅神经行经路线上的粘连、瘢痕、挛缩,在腓骨头与外踝尖连线的中下1/3处进针刀,刀口线与人体纵轴一致,针刀经皮肤、皮下组织、筋膜、肌肉,直达腓骨面,纵疏横剥3刀,范围0.5cm(图2-72~图2-75)。

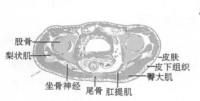

图 2-72　坐骨神经点(1)

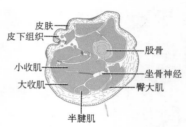

图 2-73　坐骨神经点(2)

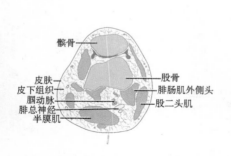

图 2-74　坐骨神经点(3)

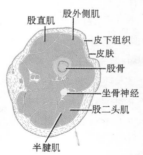

图 2-75　坐骨神经点(4)

(7)关节突关节韧带点:第1支针刀松解 L_5-S_1 左侧关节突关节韧带粘连、瘢痕、挛缩,摸准 L_5 棘突顶点处定位,在 L_5 棘突中点向左旁开 2～2.5cm 进针刀,刀口线与脊柱纵轴平行,针刀体与皮肤垂直,针刀经皮肤、皮下组织、胸腰筋膜浅层、竖脊肌,到达骨面,刀刃在骨面上向外移动,可触及一骨突部,此为 L_5 的下关节突,再向外移动,刀下有韧性感时,即 1 达 L_5－S_1 关节突关节韧带,在此用提插刀法切割 3 刀,深度 0.5cm,以松解关节突关节韧带的粘连、瘢痕和挛缩;第 2 支针刀松解 L_5－S_1 右侧关节突关节韧带粘连、瘢痕、挛缩,针刀操作方法同第 1 支针刀;第 3 支针刀松解 L_4－L_5 左侧关节突关节韧带粘连、瘢痕、挛缩,摸准 L_5 棘突顶点处定位,在 L_4 棘突中点向左旁开 2～2.5cm 进针刀,刀口线与脊柱纵轴平行,针刀体与皮肤垂直,针刀经皮肤、皮下组织、胸腰筋膜浅层、竖脊肌,到达骨面,刀刃在骨面上向外移动,可触及一骨突部,此为 L_4 的下关节突,再向外移动,刀下有韧性感时,即达 L_4－L_5 关节突关节韧带,在此用提插刀法切割 3 刀,深度 0.5cm,以松解关节突关节韧带的粘连、瘢痕和挛缩;第 4 支针刀松解 L_4－L_5 右侧关节突关节韧带粘连、瘢痕、挛缩,针刀操作方法同第 3 支针刀(图 2-76、图 2-77)。

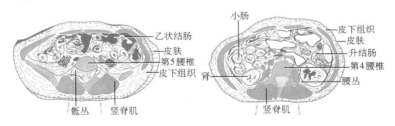

图 2-76　L_5－S_1 关节突　　　　　图 2-77　L_4－L_5 关节突

六、手法操作

针刀术毕,依次做以下 3 种手法:①腰部拔伸牵引法;②腰部斜扳法;③直腿抬高加压法。

躯干部常见病针刀治疗图谱

七、注意事项

1. 针刀整体松解术的第 1 步是要求定位准确,特别是腰椎棘突的定位十分重要,因为棘突定位直接关系到椎间隙的定位和横突的定位。若棘突定位错误,将直接影响疗效。

2. 在松解坐骨神经周围粘连、瘢痕、挛缩时,有时会碰到坐骨神经,此时,停止针刀操作,退针刀 2cm 后,调整针刀体的方向再进针刀即可。应特别注意的是,针刀的刀口线一定要与人体纵轴一致,即使针刀碰到坐骨神经也不会造成该神经的明显损伤,但如果针刀的刀口线方向与人体纵轴垂直,就可能切断坐骨神经,造成不可逆的严重医疗事故。

3. 疗期间应适当休息,避免受凉。部分患者劳累易复发,可适当做腰背肌锻炼,如"拱桥""小燕飞"等,以巩固疗效。

4. 治疗后各治疗点用棉球或无菌纱布按压,创可贴覆盖针眼,要求 24 小时内施术部位勿沾水,以免发生感染。

第九节 腰椎管狭窄

一、概 述

腰椎管狭窄症是指各种形式的椎管、神经管及椎间孔的狭窄,以及软组织引起的椎管容积改变及硬膜囊本身的狭窄等引起的一系列腰腿痛及一系列神经系统症状。因为椎管的狭小,压迫了位于椎管中的马尾神经产生腰腿痛等症状。如果椎管侧方狭窄则神经根也会受到嵌压,引起轴浆因受压中断;神经体液运转障碍;神经鞘膜相对膨胀;刺激神经末梢;又因血运受阻则组织缺氧;静脉回流受限局部淤滞等,这些构成产生腰腿痛的病因。腰椎管狭窄症多因原发或继发因素造成椎管结构异常,椎管腔内变窄,出现以间歇性跛行为主要特征的腰腿痛。

二、相关解剖

1. 腰椎椎管

【局部解剖】　腰椎管呈三角形,横断面积比颈椎和胸椎都大,且以 L_5 处最大($271.5mm^2$),L_4 处最小($270.5mm^2$),故腰椎管狭窄症以 L_4 处最多。腰椎椎管可分为中央椎管、侧隐窝和椎间孔 3 部分。中央椎管指椎管中央部分,为硬膜囊存在的部位,其前方为椎体、椎间盘和后纵韧带,后方为椎板及黄韧带,两侧为侧隐窝的内侧面,此界限是人为划分的。中央椎管内有硬膜囊及其内的马尾神经走行,在硬膜和黄韧带之间也存在着硬膜黄韧带连接结构,以 L_5、S_1 节段恒定存在,L_4、L_5 常见,L_3、L_4 少见。此结构正常生理作用是悬吊硬膜,使之紧贴椎管后壁。由于此结构的存在,使腰椎活动时硬膜囊更加适应体位的变化,但手术时未注意此结构的存在,是造成椎管手术硬膜撕裂或形成假性脊膜囊肿的原因之一,故手术中应切断此连接结构,防止硬膜撕裂。中央椎管后壁为椎板及黄韧带,在退变时椎板或黄韧带肥厚,可突入椎管而压迫硬膜囊,这在伸位时更加明显,一般认为,椎板厚度超过 8mm,中线部位黄韧带厚度超过 4mm 即为异常。多节段的黄韧带肥厚是造成腰椎管狭窄的因素之一,这种卡压可导致马尾神经缺血、变性(图 2-78)。

(1)侧隐窝　是椎管最狭窄的部分,其上部为平对椎间盘的腰椎管两侧的部分,有的称之为盘黄间隙(即椎间盘与黄韧带之间的间隙),其前壁为椎间盘的侧部,后壁为上关节突、关节突关节的关节囊及其前面的黄韧带,向外连通椎间孔,向下续于侧隐窝下分。侧隐窝下部是指平对椎弓根内面的腰椎管的侧份,其前壁为椎体后缘,后壁是上关节突及椎板上部分,外侧壁为椎弓根内壁,内侧与中央椎管相通。侧隐窝内走行着相同序数的神

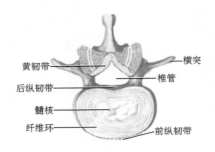

黄韧带

后纵韧带

髓核

纤维环

横突

椎管

前纵韧带

图 2-78　腰椎椎管

经根,如 L_4 的侧隐窝内走行 L_4 神经根,向下穿出 L_4、L_5 椎间孔,L_5 侧隐窝内走行 L_5 神经根,向下穿出 L_5、S_1 椎间孔。

　　腰椎有无侧隐窝及侧隐窝的深浅,与椎管的解剖学形态有关。L_1 椎孔以椭圆形为主,基本上无侧隐窝;L_2、L_3 椎孔以三角形为主,侧隐窝也不明显;L_4、L_5 椎孔以三叶草形为主,故侧隐窝较明显。上关节突增生,椎间盘突出和膨隆是造成侧隐窝狭窄的主要原因。在腰椎,上关节突由于腰椎前曲而向头侧倾斜,上关节突增生卡压其内的神经根。一般情况下,L_4、L_5 椎间盘正对 L_5 神经根,而 L_5 上关节突正对 L_5 神经根,故在两种病变同时存在时可造成神经根的双重卡压,此种卡压引起的临床症状、体征较重。手术如单纯做椎间盘切除或侧隐窝扩大,症状均有可能复发,只有受卡压的数处均减压,才能彻底松解神经根。

　　临床上主要以测量侧隐窝的矢状径作参考指标。一般测量椎弓根上缘水平处上关节突前缘与椎体后缘之间的距离,一般 5mm 以上为正常,4mm 为临界状态,3mm 以下为狭窄。但不能根据这些数据就诊断为侧隐窝狭窄症,因为有时侧隐窝虽狭窄,但神经根却不在侧隐窝内,并没有造成卡压,故不产生症状,所以侧隐窝狭窄症不同于侧隐窝狭窄。

　　(2)椎间孔　相邻两椎弓根之间形成椎间孔,其前壁为上位椎体的下后部,椎间盘侧后部。后壁为上下关节突形成的关节突关节及黄韧带。上下壁为椎弓根切迹,椎间孔内有上位序数的神经根及伴行动、静脉穿出,如 L_4、L_5 椎间孔穿出的是 L_4 神经根,L_5、S_1 椎间孔是 L_5 神经根,椎间孔内有横行的椎间孔韧带将椎间孔分为上下 2 部分或 3 部分,神经、血管各自走行在一部分中。一般状态下,神经根走在上部分,血管及脂肪走行在下份,有时椎间孔韧带与椎间孔围成的部分太小,可造成神经的卡压,故椎间孔韧带也是造成神经根卡压的因素之一。在腰椎自 L_1—L_5 椎间孔由大变小,而在其中走行的神经根自 L_1—L_5 却由小变大,故下位腰椎椎间孔处造成神经根卡压的可能性较大,当腰椎间盘超外侧突出(侧后部)或腰椎滑脱时,可压迫神经根,引起症状和体征。由于 L_4、L_5 椎间孔走行为 L_4 神经根,故引起 L_4 神经根受损症状和体征,这和 L_4—L_5 后外侧椎间盘突出压迫 L_5 神经根出现的症状、体征有所不同,应注意鉴别(图 2-79)。

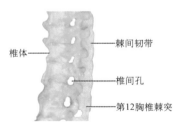

椎体————　　————棘间韧带

　　　　　　　　————椎间孔

　　　　　　　　————第12胸椎棘突

图 2-79　椎间孔

三、病因病理

　　从现代医学的角度来看,腰椎管狭窄的常见病因有以下几类。

1. **发育性腰椎管狭窄** 这种椎管狭窄是由先天性发育异常所致。

2. **退变性腰椎管狭窄** 主要是由于脊柱发生退行性病变所引起。

3. **脊柱滑脱性腰椎管狭窄** 由于腰椎峡部不连或退变而发生脊椎滑脱时，因上下椎管前后移位，使椎管进一步变窄，同时脊椎滑脱，可促进退行性变，更加重椎管狭窄。

4. **外伤性椎管狭窄** 脊柱受外伤时，特别是外伤较重引起脊柱骨折或脱位时常引起椎管狭窄。

5. **医源性椎管狭窄** 除因为手术操作失误外，多由于脊柱融合术后引起棘间韧带和黄韧带肥厚或植骨部椎板增厚，尤其是后路椎板减压后再于局部行植骨融合术，其结果使椎管变窄压迫马尾或神经根，引起腰椎管狭窄症。

6. **腰椎部的各种炎症** 包括特异性或非特异性炎症，椎管内或管壁上的新生物等均可引起椎管狭窄。各种畸形如老年性驼背、脊柱侧弯、强直性脊柱炎、氟骨症、Paget 病及椎节松动均可引起椎管狭窄症。

7. **慢性软组织损伤理论** 认为腰椎管狭窄是一种人体代偿性疾病，是由于腰椎受力过大，引起腰部黄韧带增厚，后纵韧带硬化、钙化、骨化，腰椎椎板及小关节骨质增生导致侧隐窝狭窄，引起神经根的压迫，引发临床表现。

四、临床表现与诊断

1. **病史** 腰椎椎管狭窄症常见于中年人以上者，男性多于女性。

2. **腰腿痛** 患者主要症状是长期反复的腰腿痛和间歇性跛行。疼痛性质为酸痛或灼痛，有的可放射到大腿外侧或前方等处，多为双侧，可左、右腿交替出现症状。当站立和行走时，出现腰腿痛或麻木无力、疼痛和跛行逐渐加重,甚至不能继续行走,休息后症状好转,骑自行车无妨碍。病情严重者,可引起尿急或排尿困难。部分患者可出现下肢肌肉萎缩,以胫前肌及伸肌最明显,肢体痛觉减退,膝或跟腱反射迟钝,直腿抬高试验阳性。但也有部分患者主诉多,没有任何阳性体征。

3. 间歇性跛行 间歇性跛行是指患者从开始走路,或行走一段路程以后(一般为数百米左右),出现单侧或双侧腰酸腿痛,下肢麻木无力,以至跛行,但稍许蹲下或坐下休息片刻后,症状可以很快缓解或消失,病人仍可继续行走,再走一段时间后,上述症状再度出现。因为在这一过程中,症状呈间歇性出现,故称为间歇性跛行。间歇性跛行的出现,主要是由于在腰椎管已有狭窄的病理基础上,因直立时椎体及神经根的压力负荷增大,再加上行走时下肢肌肉的收缩活动进一步促使椎管内相应脊神经节的神经根部血管生理性充血,继而静脉淤血及神经根受牵拉后,相应部位微循环受阻而出现缺血性神经根炎,从而出现腰腿疼痛、下肢麻木、无力等症状,当患者蹲下、坐下或平卧休息后,神经根的压力负荷降低,消除了肌肉活动时的刺激来源,脊髓及神经根缺血状态得以改善,因此症状也随之减轻、消失。再行走时,再度出现上述症状,再休息,症状再缓解,如此反复,交替出现,形成了间歇性跛行。它是腰椎管狭窄症的主要临床特点之一。

4. 影像学诊断 拍摄腰椎正、侧、斜位 X 线片,有助于诊断,常在 L_4-L_5,L_5-S_1 可见椎间隙狭窄、骨质增生、椎体滑脱、腰骶角增大、小关节突肥大等改变。椎管内造影、CT、MRI 检查,可帮助明确诊断。

五、针刀操作

1. 体位 俯卧位,腹下垫薄枕。

2. 体表标志

(1)髂嵴:被检查者侧卧位,臀部与腰腹部的交界处,可见突起高隆的臀部骨性上缘,腰腹部明显柔软。由外侧向皮肤触诊,可触及弧形骨嵴之外缘,由腰腹部向下可触及髂嵴上缘一指宽的骨面,手指向深处用力,可触摸到骨嵴内缘。髂嵴上缘分为内、外两唇。从髂嵴最高点向前的部分为髂嵴前部。髂嵴前部外唇有腹外斜肌附着(图 2-63)。

(2)腰椎横突:横突排列于椎骨的两侧,为颈、背、腰部肌、筋膜和韧带的重要附着点。腰椎横突一般形态短而扁,以 L_3 腰椎横突最长,有时可长达一般横突的 2 倍。第 3 腰椎横突有众多大小不等的肌肉附着,相邻横突之间有横突间肌,横突尖端与棘突之间有横突棘肌,横突前侧有腰大肌及腰方肌,横突的背侧有骶棘肌,腰背筋膜中层附于横突尖。在腰椎所有横突中,第 3 腰椎横突最长,活动幅度也大,受到的拉力也最大,因此,损伤机会也较多。L_3 横突尖位于 L_2—L_3 棘间中点的水平线上,在后正中线旁开 20~25mm,这是一个十分具有参考价值的标志。以第 3 腰椎横突为参照,向上或向下可以找到其他腰椎横突(图 2-64)。

(3)骶正中嵴:被检查者俯卧位,与第 5 腰椎棘突以下在体表可以触及一个凹陷,此凹陷为腰骶间隙。腰骶间隙向下后正中线上可触及的一系列骨性隆起为骶正中嵴(图 2-65)。

(4)腰椎棘突:被检查者俯卧位,胸椎棘突以下腰部正中线上可触及较宽的腰椎棘突顶和较宽的棘突间隙。正常腰椎具有向前的曲度,因此相邻两棘突较近,有时难以触清棘突间隙,此时可于被检查者腹下垫一薄枕,使棘突间隙增大而易于触及。另外,还可以根据髂嵴判定腰椎棘突节段,将两侧髂嵴最高点连线,在男性此线通过第 4 腰椎棘突或第 4—5 腰椎棘突,在女性此线已通过第 4—5 腰椎棘突为最多(图 2-66)。

3. 定点 见腰椎间盘突出症。

4. 操作

(1)椎管内口和侧隐窝点：以松解 L_4-L_5 椎管内口为例。第一步摸准 L_4-L_5 棘突间隙，从间隙中点旁开 1cm 定位。刀口线与脊柱纵轴平行，针刀体向内，与矢状轴呈 20°。针刀经皮肤、皮下组织、胸腰筋膜浅层、竖脊肌，当刺到有韧性感时，即达黄韧带。稍提针刀，寻找到 L_5 椎板上缘，调转刀口线 90°，在 L_5 椎板上缘切开部分黄韧带。当有明显落空感时，即达椎管内，立刻再调转刀口线与人体纵轴平行，贴椎弓根骨面缓慢平行进针刀，在盘黄间隙平面，达神经根管内口。此时，患者有局部胀感，针刀再向内达后纵韧带处，在此用提插刀法切割 2～3 刀，范围不超过 0.5cm，以松解神经根管内口的粘连、瘢痕；第二步将针刀退至椎管外骶棘肌内，刀体向头侧倾斜 10°～15°，缓慢进针刀，穿过黄韧带，贴部分椎弓根骨面，到达侧隐窝的前壁，即椎体的后面。此时，患者有局部胀感，用提插刀法切割 2～3 刀，范围不超过 0.5cm，以松解侧隐窝的粘连、瘢痕。其他侧隐窝松解方法与此相同。

(2)其他：见腰椎间盘突出症。

六、手法操作

患者侧卧位，患侧在上，健侧下肢伸直，患侧下肢屈曲，术者一手放在患者肩部，肩部向后搬，另一手前臂置于患侧髂嵴部，同时推髂嵴向前，以 L_4、L_5 为中心，用稳定的弹拨力使脊柱在纵轴上突然旋转，重复 2～3 次。

七、注意事项

1. 针刀整体松解术的第 1 步是要求定位准确，特别是腰椎棘突的定位十分重要，棘突定位直接关系到椎间隙的定位和横突的定位。若棘突定位错误,将直接影响疗效。

2. 在松解坐骨神经周围粘连、瘢痕、挛缩时,有时会碰到坐骨神经,此时,停止针刀操作,退针刀2cm后,调整针刀体的方向再进针刀即可。应特别注意的是,针刀的刀口线一定要与人体纵轴一致,即使针刀碰到坐骨神经也不会造成该神经的明显损伤,但如果针刀的刀口线方向与人体纵轴垂直,就可能切断坐骨神经,造成不可逆的严重医疗事故。

3. 疗期间应适当休息,避免受凉。部分患者劳累易复发,可适当做腰背肌锻炼,如"拱桥""小燕飞"等,以巩固疗效。

4. 治疗后各治疗点用棉球或无菌纱布按压,创可贴覆盖针眼,要求24小时内施术部位勿沾水,以免发生感染。

第十节　髂腹下神经卡压综合征

一、概　述

髂腹下神经来源于腰丛神经的分支,由于侧腹部外伤,使该神经在经过髂嵴前分时受到卡压,引起顽固性一侧腹部麻木,保守治疗效果不好,严重影响患者的生活质量。针刀精确松解,疗效较好。

二、相关解剖

髂腹下神经

【局部解剖】　髂腹下神经起于第1腰神经,第12胸神经的纤维亦加入其中,自腰大肌上部外侧缘穿出,斜经肾下部的背侧,在腰方肌的腹侧,髂嵴上方,穿过腹横肌后部的腱膜,经腹横肌与腹内斜肌之间,分为前皮支(腹下支)及外侧皮支(髂支)。前皮支经腹内斜肌与腹横肌之间,斜向前下方,在髂前上棘内侧约2cm处穿出腹内斜肌,在腹外斜肌腱膜的下侧向内下方行,大约在腹股沟管皮下环的上侧3cm处穿出腹外斜肌腱膜,支配耻骨区的皮肤。此支行经于腹横肌和腹内斜肌之间时,发肌支至该二肌,并与髂腹股沟神经之间有交通支。外侧皮支在髂嵴前、中1/3交界处的上侧,于第12胸神经外侧皮支的后侧,穿腹内斜肌及腹外斜肌,下降于浅筋膜层,分布于臀区后外侧分皮肤。髂腹下神经常与肋下神经及髂腹股沟神经之间有交通支。该神经支配行程沿途的腹前外侧壁肌(图2-80)。

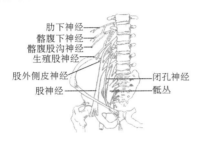

图2-80 髂腹下神经

三、病因病理

髂腹下神经卡压综合征多见于腹部急性外伤后遗症。

四、临床表现与诊断

1. 病史 患者多有腹部外伤史。
2. 麻木伴疼痛 侧下腹部酸胀,麻痛感,喜弯腰。
3. 压痛 在侧腹部及髂嵴前份有明显压痛点。

五、针刀操作

1. 体位 患者健侧卧位。

2. **体表标志** 髂嵴:被检查者侧卧位,臀部与腰腹部的交界处,可见突起高隆的臀部骨性上缘,腰腹部明显柔软。由外侧向皮肤触诊,可触及弧形骨嵴之外缘,由腰腹部向下可触及髂嵴上缘一指宽的骨面,手指向深处用力,可触摸到骨嵴内缘。髂嵴上缘分为内、外两唇。从髂嵴最高点向前的部分为髂嵴前部。髂嵴前部外唇有腹外斜肌附着(图 2-63)。

3. **定点** 髂嵴前中分压痛点定 1～2 点。

4. **操作** 髂嵴前中分压痛点:刀口线与下肢长轴一致,针刀体与皮肤垂直。针刀经皮肤、皮下组织,达髂嵴骨面。纵行疏通、横行剥离 2～3 刀,调转刀口线 90°,在骨面上向髂嵴内板方向铲剥 2～3 刀(图 2-81)。

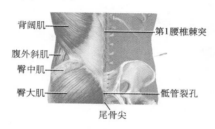

背阔肌 ——
腹外斜肌 ——
臀中肌 ——
臀大肌 ——
—— 第1腰椎棘突
—— 骶管裂孔
尾骨尖

图 2-81 髂嵴前中分压痛点

六、手法操作

针刀术后,患者俯卧位,将髋关节被动过伸位 2～3 次。

七、注意事项

治疗后各治疗点用棉球或无菌纱布按压,创可贴覆盖针眼,要求 24 小时内施术部位勿沾水,以免发生感染。

第十一节 髂腹股沟神经卡压综合征

一、概　述

髂腹股沟神经来源于腰丛神经分支,由于局部损伤或者其他部位骨缺损,取髂骨填充骨缺损后,髂骨取骨部位切口粘连、瘢痕卡压了该神经,引起腹股沟区烧灼痛。保守治疗效果不好,严重影响患者的生活质量。针刀精确松解,疗效较好。

二、相关解剖

髂腹股沟神经

【局部解剖】　髂腹股沟神经较髂腹下神经细小,含有第1腰神经的纤维,第12胸神经的纤维也常加入其中。此神经出现于腰大肌的外侧缘,与髂腹下神经共干,位于该神经的下侧,沿腰方肌前面,肾的后面,经髂嵴内唇后部的内侧,继沿髂肌前面前进,当其行近髂嵴前部时,则穿腹横肌,又于髂前上棘下侧稍前处,穿腹内斜肌,进入腹股沟管。沿精索的外下侧下降,穿出该管皮下环至浅筋膜,分布于大腿上部内侧的皮肤。并发阴囊前神经(在女性为阴唇前神经)分布于阴茎根部及阴囊部(或阴唇)的皮肤。髂腹股沟神经的分支包括肌支和交通支。肌支分布于该神经所经过的腹壁肌,交通支经腹内斜肌与腹横肌之间时,常与髂腹下神经的前皮支有交通支。髂腹股沟神经可以与髂腹下神经共干,向前行至腹横肌与腹内斜肌之间,2条神经才开始分开。有时髂腹股沟神经缺如,则由髂腹下神经或生殖股神经代替(图2-62)。

三、病因病理

髂腹股沟神经卡压综合征多见于髂骨取骨术取骨区的手术

后,由于手术刺激或者切口瘢痕,卡压了髂腹股沟神经。

四、临床表现与诊断

1. 病史 患者多有骨折等手术后遗症。

2. 麻木伴疼痛 腹股沟部和阴囊或大阴唇区麻木、疼痛、烧灼感,大腿内侧疼痛,髋关节内收外展时疼痛加剧,病情严重时可出现行走跛行。

3. 压痛 髂嵴中后分有明显压痛点,患侧"4"字试验阳性,屈膝屈髋分腿试验阳性。

五、针刀操作

1. 体位 患者健侧卧位。

2. 体表标志 髂嵴:被检查者侧卧位,臀部与腰腹部的交界处,可见突起高隆的臀部骨性上缘,腰腹部明显柔软。由外侧向皮肤触诊,可触及弧形骨嵴之外缘,由腰腹部向下可触及髂嵴上缘一指宽的骨面,手指向深处用力,可触摸到骨嵴内缘。髂嵴上缘分为内、外两唇。从髂嵴最高点向前的部分为髂嵴前部。髂嵴前部外唇有腹外斜肌附着(图 2-63)。

3. 定点 髂嵴前中分压痛点定 1～2 点。

4. 操作 髂嵴前中分压痛点:刀口线与下肢长轴一致,针刀体与皮肤垂直。针刀经皮肤、皮下组织,达髂嵴骨面。纵行疏通、横行剥离 2～3 刀,调转刀口线 90°,在骨面上向髂嵴内板方向铲剥 2～3 刀(图 2-81)。

六、手法操作

针刀术后,患者俯卧位,将髋关节被动过伸位 2～3 次。

七、注意事项

治疗后各治疗点用棉球或无菌纱布按压,创可贴覆盖针眼,要求 24 小时内施术部位勿沾水，以免发生感染。

第十二节　强直性脊柱炎

一、概　述

强直性脊柱炎（AS）曾被认为是类风湿关节炎的中枢型，因它有不同程度的韧带、肌肉、骨骼的病变，也有自身免疫功能的紊乱，所以又将其归为自身免疫功能障碍性疾病。还有一部分患者有家族史，与遗传有关。直到 1966 年，世界风湿病会议才将该病从类风湿关节炎中分出，作为一个单独的疾病。病变主要累及骶髂关节、脊柱及其附属组织，引起脊柱强直和纤维化，造成脊柱僵硬、驼背，髋关节、膝关节屈曲型强直，并可有不同程度的眼、肺、心血管、肾等多个器官的损害。强直性脊柱炎以青年男性多发，20 岁左右是发病的高峰年龄。疾病的形成多种多样，早期往往缺乏特征性临床表现。因此，对该病要做到早诊断、早治疗，以最大限度降低致残率，提高生活质量。

二、相关解剖

1. 脊柱

【局部解剖】　脊柱由 7 个颈椎、12 个胸椎、5 个腰椎、5 个骶骨、1 个尾骨及椎间盘、椎间关节和韧带等连结装置所构成。有支持体重，承托头颅，容纳和保护脊髓、神经根及被膜，参与构成胸廓、腹腔和盆腔及运动等功能。

脊柱由 4 个生理弯曲组成。从矢状面观察，分别形成了以脊柱骨为弓、连接脊柱的软组织为弦的 4 个弓弦力学系统，其中，颈、腰曲向前，胸、骶曲向后，枕颈结合部、颈胸结合部、胸腰结合部、腰骶结合部都是弓弦结合部，是应力集中的部位，同时，

4个弓弦力学系统相互连接,承上启下,既独立完成各自不同的功能,又互相配合,使脊柱成为一个整体。脊柱周围的肌肉韧带参照第1章、第2章、第3章相关章节(图2-82)。

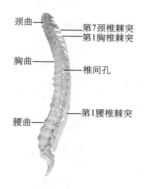

颈曲 —— 第7颈椎棘突
—— 第1胸椎棘突

胸曲 ——

—— 椎间孔

腰曲 —— 第1腰椎棘突

图 2-82　脊柱

2. 骶髂关节

【局部解剖】　人体躯干和上肢所负的重量通过骶髂关节传到下肢,而两足或两侧坐骨结节所受外力也通过骶髂关节传到躯干。骶髂关节是骶骨两侧的耳状面与髂骨的耳状面间形成的滑膜关节。关节面履被关节软骨,关节软骨在骶骨侧深层为透明软骨,浅层是纤维软骨,在髂骨侧为纤维软骨。关节面在婴幼儿时近于平坦,成人则凹凸不平,男性尤为显著,凹凸使关节面互相嵌合,并限制运动,有利于关节的稳定。骶髂关节的血供由臀上动脉、髂腰动脉和骶外侧动脉的关节支供给。支配骶髂关节的神经要由臀上神经的关节支支配,骶丛和第1~2骶神经后支有时亦发支至该关节。

骶髂关节周围韧带包括如下。

(1)骶髂骨间韧带:为众多短而坚强的纤维束,位于关节软骨之后,纤维方向杂乱,介于骶粗隆与髂粗隆之间。

（2）骶髂后韧带：分为长、短两部，为坚强的纤维束，从骶外侧嵴向外斜至髂骨，加强关节后部。后短韧带的纤维近似水平，后长韧带呈斜形，在后短韧带的浅面向下与骶结节韧带相融合。

（3）骶髂前韧带：为宽薄的纤维束，内侧起自骶骨盆面的外侧，向外止于髂骨耳状面的前缘和耳前沟，仅在关节上部存在。

（4）骶结节韧带：为一坚强的纤维束，起点甚宽，与骶髂后韧带相融合，由髂后上棘和髂嵴的后部向外下止于坐骨结节，其附着处由坐骨结节沿坐骨支前延为镰状突。骶结节韧带作为骨盆下口的后外侧界，亦作为坐骨小孔的下界。

（5）骶棘韧带：呈三角形，韧带的基底由骶尾骨的侧面向外止于坐骨棘，其后部有阴部神经和阴部内血管跨过，此韧带介于坐骨上孔与坐骨下孔之间，作为两孔之分界。

骶结节韧带及骶棘韧带使骶骨稳定于坐骨结节及坐骨棘上，防止骶骨向后旋转。骶髂关节和周围的骶髂韧带、骶棘韧带、骶结节韧带及骨盆底的肌肉和筋膜共同组成骶髂复合体。骶髂韧带非常坚强，能维持骶骨在骨盆环上的正常位置，骶棘韧带能防止一侧骨盆的旋转，而骶结节韧带能防止骶骨在矢状面上的旋转，骨盆环的完整性主要依靠后方骶髂复合体的完整性（图 2-83）。

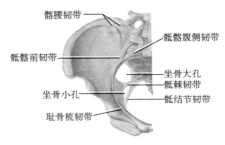

图 2-83 骶髂关节

三、病因病理

AS 的病因目前尚未完全阐明,大多认为与遗传、感染、免疫环境因素等有关。

1. 遗传因素　在 AS 的发病中具有重要作用。据流行病学调查,AS 病人 HLA-B27 阳性率高达 90%～96%,而普通人群 HLA-B27 阳性率仅 4%～9%;HLA-B27 阳性者 AS 发病率为 10%～20%,而普通人群发病为 1‰～2‰,相差约 100 倍。有报道,AS 一组亲属患 AS 的危险性比一般人高出 20～40 倍,国内调查 AS 一级亲属患病率为 24.2%,比正常人群高出 120 倍。

2. 免疫因素　AS 患者存在多种抗体和细胞免疫改变,该病具有自身免疫性特征 AS 患者多有迟发型超敏反应低下,血清中虽然缺乏抗自身变性 IgG 抗体(类风湿因子阴性),但活动期血清 IgG、IgM,尤其是 IgA 水平经常增高,AS 患者血清中抗体的升高提示该病涉及体液免疫,可能与克雷伯杆菌感染有关。也有人提及 A 组溶血性链球菌与本病发生有关,但并未提出充分有利的证据。

3. 外源性因素　可能诱发 AS,尽管由外源性因素引发 AS 慢性炎症的机制尚不明确,肺炎克雷伯杆菌可能是其中的候选因素之一。微生物可能通过肠道起作用,因为 60% 以上的 AS 患者出现肠道的亚临床炎症改变,抗克雷伯杆菌抗体与 AS 患者的肠道损害是密切相关的,AS 患者肠道肺炎克雷伯杆菌检出率增高且与病情活动相关。可能由于持续性或复发性肠道感染,肠道细菌过量生长,加上黏膜通透性改变,有可能促进细菌抗原或代谢产物进入循环,激发免疫性或非免疫性炎症机制,导致关节炎症改变。

4. 其他因素　寒冷、潮湿、外伤可能也是 AS 发病的诱发因素,体内激素代谢紊乱也可能对 AS 的发病起一定的作用,但尚缺乏足够的证据,还需要大量的临床试验来证实。

病理:强直性脊柱炎的起始阶段,滑囊与骨的连接处有炎性改变,并伴随有骨侵蚀和骨的形成;其后,关节边缘部分由于滑囊的骨化而"搭桥";最后,软骨下骨化可形成更严重的关节间强直。

总之,AS是一种自身免疫性疾病,具有遗传倾向。遗传及免疫因素在其发病中起主导作用,同时涉及感染、环境、外伤、内分泌等因素,但目前对该病的发病机制还不是很清楚。进一步深入研究与该病相关的致病基因及与机体的免疫应答的内在依据,揭示本病的病因本质,从而为治疗寻找更有效的方法具有深远的意义。

四、临床表现与诊断

1. 骨骼表现 强直性脊柱炎主要累及脊柱、骶髂关节和外周关节。

(1)骶髂关节:90%的强直性脊柱炎患者病变首先累及骶髂关节,双侧对称,出现持续或间歇的腰部或臀部疼痛,可向大腿及腹股沟放射。往往伴有晨僵感。症状轻重差异很大,有的患者仅感腰部隐隐不适。体检发现直接按压或伸展骶髂关节时患者疼痛。

(2)脊柱:大多数患者症状隐匿,呈慢性、波动性,病变可停止在骶髂关节,少数患者则进行性发展累及脊柱。一般从腰椎向上至胸椎和颈椎,约3%的强直性脊柱炎患者先累及颈椎,再向下发展。也有相当一部分患者首发症状在背部。腰椎受累时患者常主诉下背部疼痛及腰部活动受限。体检可发现患者腰部前屈、后仰、侧弯、转身等动作均受限,腰椎棘突压痛,椎旁肌肉痉挛,晚期可萎缩。

(3)外周关节:30%以上的患者有周围关节症状,尤以青少年发病的强直性脊柱炎更为常见。髋关节受累最为常见,患者主诉髋部或大腿内侧疼痛,以致下肢活动受限。近 1/3 的患者可因髋关节严重的侵蚀性病变引起关节强直、功能丧失而致残。膝、踝、足、腕、肩等关节也可受累,出现急性关节炎症。临床上以下肢关节病变多见,且多不对称。极少累及手部小关节,遗留畸形更为少见。

2. 骨骼外表现

(1)全身症状:部分患者有发热、消瘦、乏力、食欲下降等症状。

(2)眼部症状:25% 的患者可发生结膜炎、虹膜炎、葡萄膜炎或葡萄膜炎,与脊柱炎严重程度无关,见于疾病的任何时期,有自限性。

(3)心脏表现:见于晚期病情较重的患者,出现主动脉瓣关闭不全、房室或束支传导障碍、心包炎、心肌炎等。

(4)肺部表现:少数患者发生肺尖纤维化,出现咳痰、咯血和气促,并发感染或胸膜炎时症状较重。胸廓僵硬可导致吸气时不能充分扩张肺部,由膈肌代偿呼吸。

(5)神经系统表现:晚期较严重的患者因脊柱强直和骨质疏松,引起椎体骨折、椎间盘脱出产生脊髓压迫症状。马尾综合征的发生表现为臀部或小腿疼痛,膀胱和直肠运动功能障碍。骨折最常发生于颈椎,所引起的四肢瘫是强直性脊柱炎最可怕的并发症,死亡率较高。

(6)淀粉样变:发生在肾和直肠,需经活检证实,较少见。在伴蛋白尿,伴有或不伴有氮质血症的强直性脊柱炎患者中应注意鉴别。

3. 临床诊断要点

(1)腰和(或)脊柱、腹股沟、臀部或下肢酸痛不适;或不对称性外周寡关节炎、尤其是下肢寡关节炎。症状持续≥6 周。

(2)夜间痛或晨僵≥15 小时。

(3)活动后缓解。

(4)足跟痛或其他肌腱附着点病。

(5)虹膜睫状体炎症或既往史。

（6）非甾体消炎药（NSAIDs）能迅速缓解症状。

（7）X线检查：双侧骶髂关节面模糊，软骨下可见致密影，关节间隙消失，晚期脊柱呈"竹节样"改变。

（8）实验室检查：红细胞沉降率增快，抗"O"不高，类风湿因子多阴性，HLA2B27阳性。

诊断主要根据病史，体征和X线检查等，以上（1）～（7）项中具备4项或第（8）项加任何1项，即可确诊。

五、针刀操作

强直性脊柱炎的针刀操作应分段进行，对颈部、胸部、腰部、髋关节分别进行松解。

（一）颈部病变的针刀治疗

1. 体位　俯卧低头位。

2. 体表标志

（1）第1颈椎横突：在颈椎中，第1颈椎横突最长，较瘦的人在乳突直下一横指处可清楚扪及该骨凸（图2-84）（寰椎）。

（2）第2颈椎棘突：沿颈后正中线枕骨下的凹陷向下推至第一个骨性突起，即为第2颈椎棘突（图2-85）（枢椎）。

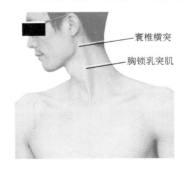

图2-84　第1颈椎横突

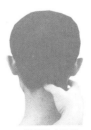

枢椎棘突触诊

图2-85　第2颈椎棘突

（3）第 7 颈椎棘突：从项部正中向下扪触，颈胸交界处最隆起的骨凸即为第 7 颈椎棘突（图 2-86）。

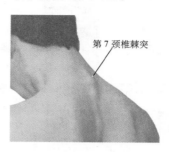

第 7 颈椎棘突

图 2-86　第 7 颈椎棘突

3. 定点

（1）棘突上压痛点，可定数点，以松解棘上韧带。

（2）棘突间压痛点，可定数点，以松解棘间韧带。

（3）上下关节突关节囊韧带压痛点可定数点，以松解关节囊韧带。

（4）颈部后正中线旁开 3cm 左右定数点，以松解横突间韧带。

4. 操作

（1）棘上韧带和棘间韧带点：第 1 支针刀松解 C_{2-3} 项韧带和棘间韧带的粘连、瘢痕、挛缩及硬化钙化点，刀口线与人体纵轴一致，针刀体向头侧倾斜 45°，与枢椎棘突呈 60°，针刀直达枢椎棘突顶点下缘骨面，纵疏横剥 3 刀，范围 0.5cm，如果项韧带已经钙化或者骨化，术者紧握针刀刀柄，调转刀口线 90°，针刀体与 $C_2 - C_3$ 棘间平行，助手用骨锤敲击针刀柄部，当术者感觉有落空时，即已切断骨化的项韧带，停止敲击；第 2、3、4 支针刀松解 $C_3 - C_4$、$C_4 - C_5$、$C_5 - C_6$ 项韧带和棘间韧带的粘连、瘢痕、挛缩及硬化钙化点,操作方法同第 1 支针刀(图 2-87)。

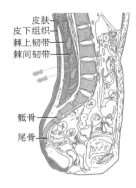

皮肤
皮下组织
棘上韧带
棘间韧带

骶骨
尾骨

图 2-87　棘上韧带和棘间韧带点

　　(2)上下关节突关节囊韧带点:第 1 支针刀松解左侧 C_2-C_3
上下关节突关节囊韧带,刀口线与人体纵轴一致,针刀体先向头
侧倾斜 45°,与颈椎棘突呈 60°,针刀直达关节突骨面,然后将针
刀体逐渐向足侧倾斜与颈椎棘突走行方向一致,在骨面上稍移
位,寻找到落空感时,即为关节囊韧带,提插刀法切 3 刀,范围
0.2cm。如果关节囊韧带已经钙化或者骨化,需在透视引导下行
针刀松解,针刀到达硬化的关节囊韧带后,调转刀口线 90°,铲剥
3 刀,范围 0.2cm;第 2、3、4 支针刀分别松解其他节段关节突关
节囊韧带的粘连、瘢痕、挛缩。针刀操作方法与第 1 支针刀相
同。
　　(3)横突间韧带点:第 1 支针刀松解左侧横突间韧带的粘
连,在后正中线旁开 3cm 左右,刀口线与人体纵轴一致,针刀体
方向与皮肤垂直,直达相应的横突尖铲剥 3 刀,范围 0.2cm,然
后沿横突上下缘贴骨面切割横间韧带 3 刀,切割范围 0.2cm;第
2 支针刀松解右侧横突间韧带的粘连 如果有其他节段的横突间

韧带的硬化,可参照此方法进行松解。

(二)胸部病变的针刀治疗

1. **体位** 俯卧低头位。

2. **体表标志** 胸椎棘突:被检查者坐位或俯卧位,坐位脊柱前屈时棘上韧带紧张,不宜触清棘突,需嘱被检查者适当伸直脊柱或者俯卧位,使棘上韧带放松,此时可清楚的触及棘突。胸椎棘突的计数以第7颈椎棘突为标志,由此向下顺序触摸。也可以以肩胛骨的相对位置作为参考,即人体直立两手下垂时,肩胛骨的上角对第2胸椎棘突平面,肩胛冈的内侧端平对第3胸椎棘突,肩胛骨下角则平对第7胸椎棘突。沿第12肋骨面,向脊柱侧摸到脊柱棘突时,为第11胸椎棘突(图2-88)。

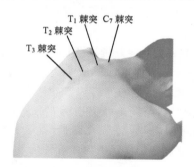

图 2-88 胸椎棘突

3. **定点**

(1)棘突上压痛点,可定数点,以松解棘上韧带。

(2)棘突间压痛点,可定数点,以松解棘间韧带。

(3)上下关节突关节囊韧带压痛点可定数点(从棘突顶点向左右旁开2cm),以松解关节囊韧带。

(4)胸部棘突顶点分别旁开0.5cm,以松解多裂肌、回旋肌。

(5)胸部棘突顶点分别旁开3cm,以松解横突间韧带。

4. 操作

(1)第1支针刀松解棘上韧带从棘突顶点进针刀,刀口线与脊柱纵轴平行,针刀经皮肤、皮下组织,直达棘突骨面,在骨面上纵疏横剥3刀,范围0.5cm。对棘上韧带钙化或者骨化,将针刀刺入棘上韧带,达棘突顶点,然后纵疏横剥3刀,直到刀下有松动感为止,以达到切开棘上韧带的目的(图2-89)。

(2)第2支针刀松解棘间韧带,从棘突间隙进针刀,刀口线与脊柱纵轴平行,针刀经皮肤、皮下组织,调转刀口线90°,使用提插刀法切割3刀,深度0.5cm。对棘间韧带钙化或者骨化,将针刀刃刺入棘间韧带1cm,然后以提插刀法切割3刀,直到刀下有松动感为止,以达到切开棘间韧带的目的(图2-90)。

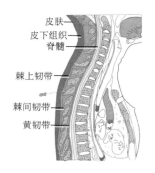

图 2-89　棘上韧带

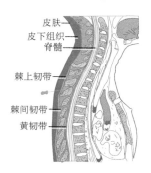

图 2-90　棘间韧带

(3)第3支针刀松解关节突关节囊韧带,从棘突顶点向左右旁开2cm分别进针刀。刀口线与脊柱纵轴平行,针刀经皮肤、皮下组织,直达两侧关节突关节骨面位置,提插刀法切割关节囊韧带3刀,范围0.5cm。可切开部分关节囊韧带(图2-91)。

(4)第4支针刀松解多裂肌、回旋肌,从棘突顶点分别旁开

— 161 —

0.5cm进针刀,刀口线与脊柱纵轴平行,针刀经皮肤、皮下组织,沿棘突方向,紧贴骨面分别到两侧的棘突根部后,在骨面上向下铲剥3刀,直到刀下有松动感,以达到切开部分多裂肌回旋肌的作用(图2-92)。

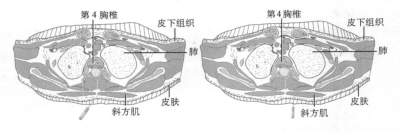

图2-91　关节突关节囊韧带　　　　图2-92　多裂肌、回旋肌

(5)第5支针刀松解横突间韧带,针刀从棘突顶点分别旁开3cm进针刀。刀口线与脊柱纵轴平行,针刀经皮肤、皮下组织,直达两侧横突骨面,针刀体向外移动,当有落空感时,即到达横突尖,在此用提插刀法切割横突尖的粘连、瘢痕3刀,深度0.5cm,然后,调转刀口线,分别在横突的上下缘,用提插刀法切割3刀,深度0.5cm,以达到切断部分横突间韧带的目的(图2-93)。

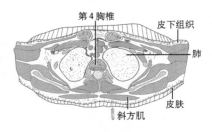

图2-93　横突间韧带

(三)腰部病变的针刀治疗

1. **体位**　仰卧位。

2. **体表标志**

(1)髂嵴:被检查者侧卧位,臀部与腰腹部的交界处,可见突起高隆的臀部骨性上缘,腰腹部明显柔软。由外侧向皮肤触诊,可触及弧形骨嵴之外缘,由腰腹部向下可触及髂嵴上缘一指宽的骨面,手指向深处用力,可触摸到骨嵴内缘。髂嵴上缘分为内、外两唇。从髂嵴最高点向前的部分为髂嵴前部。髂嵴前部外唇有腹外斜肌附着(图 2-63)。

(2)腰椎横突:横突排列于椎骨的两侧,为颈、背、腰部肌、筋膜和韧带的重要附着点。腰椎横突一般形态短而扁,以 L_3 腰椎横突最长,有时可长达一般横突的 2 倍。第 3 腰椎横突有众多大小不等的肌肉附着,相邻横突之间有横突间肌,横突尖端与棘突之间有横突棘肌,横突前侧有腰大肌及腰方肌,横突的背侧有骶棘肌,腰背筋膜中层附于横突尖。在腰椎所有横突中,第 3 腰椎横突最长,活动幅度也大,受到的拉力也最大,因此,损伤机会也较多。L_3 横突尖位于 $L_2 \sim L_3$ 棘间中点的水平线上,在后正中线旁开 20～25mm,这是一个十分具有参考价值的标志。以第 3 腰椎横突为参照,向上或向下可以找到其他腰椎横突(图 2-64)。

(3)骶正中嵴:被检查者俯卧位,于第 5 腰椎棘突以下可以触及一个凹陷,此凹陷为腰骶间隙。腰骶间隙向下后正中线上可触及的一系列骨性隆起为骶正中嵴(图 2-65)。

(4)腰椎棘突:被检查者俯卧位,胸椎棘突以下腰部正中线上可触及较宽的腰椎棘突顶和棘突间隙。正常腰椎具有向前的曲度,因此相邻两棘突较近,有时难以触清棘突间隙,此时可于被检查者腹下垫一薄枕,使棘突间隙增大而易于触及。另外,还可以根据髂嵴判定腰椎棘突节段,将两侧髂嵴最高点连线,在男性此线通过第 4 腰椎棘突或第 4—5 腰椎棘突,在女性此线已通过第 4—5 腰椎棘突为最多(图 2-66)。

3. 定点

(1)棘突上压痛点,可定数点,以松解棘上韧带。

(2)棘突间压痛点,可定数点,以松解棘间韧带。

(3)横突尖压痛点,可定数点,以松解骶棘肌、腰方肌、胸腰筋膜。

(4)从棘突间隙旁开 1cm 定数点,以松解椎管内口。

(5)在髂后上棘内侧压痛点定点,以松解髂腰韧带止点。

(6)在骶正中嵴及旁开 2cm 压痛点处定点,以松解骶棘肌。

(7)在第 12 肋尖压痛点处定点,以松解上段胸腰筋膜。

(8)在第 3 腰椎棘突旁开 8～10cm 压痛点处定点,以松解中段胸腰筋膜。

(9)在髂嵴中分压痛点处定点,以松解下段胸腰筋膜。

4. 操作

(1)棘上韧带和棘间韧带点:L_3、L_4、L_5 棘上韧带及棘间韧带松解,以第 3 腰椎为例加以介绍。第 1 支针刀松解棘上韧带,从棘突顶点进针刀,刀口线与脊柱纵轴平行,针刀经皮肤、皮下组织,直达棘突骨面,在骨面上纵疏横剥 3 刀,范围 0.5cm,然后,贴骨面向棘突两侧分别用提插刀法切刺 3 刀,以松解两侧棘肌的粘连、瘢痕,深度 0.5cm。其他棘突松解方法与此相同。第 2 支针刀松解棘间韧带,以松解 L_3—L_4 棘间韧带为例。两侧髂嵴连线最高点与后正中线的交点为第 4 腰椎棘突,向上即到 L_3—L_4 棘突间隙,在此定位,从 L_4 棘突上缘进针刀,刀口线与脊柱纵轴平行,针刀经皮肤、皮下组织,直达棘突骨面,调转刀口线 $90°$,沿 L_4 棘突上缘用提插刀法切割 3 刀,深度 0.5cm。其他棘间韧带松解方法与此相同(图 2-87)。

(2)横突尖点:以 L_3 横突为例,横突背面剥离法:刀口线与躯干纵轴平行,刀体与皮面垂直刺入。通过皮肤、皮下组织、胸腰筋膜及竖脊肌,到达 L_3 横突背侧骨面。当刀锋接触横突骨面时,用横行剥离法,将粘连在横突骨面和尖端的肌、筋膜、神经等组织剥离松解开,刀下有松动感后出刀;横突尖端切开剥离法:当刀锋到达横突骨面后,调整刀锋达横突尖端,在尖端的上、外、下骨缘与软组织的交界处,行切开剥离。切开时,刀口线要紧贴骨端,随骨端的弧度转动,不得离开骨面。切开完成后,再纵行疏通、横行剥离即可(图 2-94)。

(3)棘突间隙旁开 1cm 点:以松解 L_4 — L_5 椎管内口为例。摸准 L_4 — L_5 棘突间隙,从间隙中点旁开 1cm 定位。刀口线与脊柱纵轴平行,针刀体向内,与矢状轴呈 20°。针刀经皮肤、皮下组织、胸腰筋膜浅层、竖脊肌,当刺到有韧性感时,即达黄韧带。稍提针刀,寻找到 L_5 椎板上缘,调转刀口线 90°,在 L_5 椎板上缘切开部分黄韧带。当有明显落空感时,停止进针刀。其他节段黄韧带松解与此相同(图 2-95)。

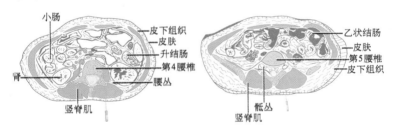

图 2-94　横突尖点　　　　图 2-95　棘突间隙旁开 1cm 点

(4)髂后上棘内侧压痛点:髂腰韧带起点与止点松解(参照髂腰韧带损伤的针刀松解方法)。

(5)胸腰筋膜点:第 1 支针刀松解上段胸腰筋膜在第 12 肋尖定位,刀口线与人体纵轴一致,针刀体与皮肤呈 90°。针刀经皮肤、皮下组织,直达第 12 肋骨,调转刀口线 45°,使之与第 12 肋骨走行方向一致,在肋骨骨面上向左右方向铲剥 3 刀,范围 0.5cm。然后贴骨面向下到肋骨下缘,提插刀法切割 3 刀,范围 0.5cm;第 2 支针刀松解中段胸腰筋膜在第 3 腰椎棘突旁开 10cm 处定位,刀口线与人体纵轴一致,针刀体与皮肤呈 90°。针刀经皮肤、皮下组织,达肌层,当有突破感时即到达胸腰筋膜移行处,在此纵疏横剥 3 刀,范围 0.5cm;第 3 支针刀松解下段胸腰筋膜在髂嵴中分压痛点定位,刀口线与人体纵轴一致,针刀体与皮肤呈 90°。针刀经皮肤、皮下组织,直达髂嵴,调转刀口线 90°,在髂嵴骨面上向内外前后方向铲剥 3 刀,范围 0.5cm(图 2-96)。

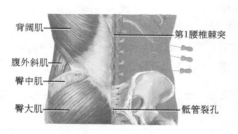

背阔肌

腹外斜肌

臀中肌

臀大肌

第1腰椎棘突

骶管裂孔

图 2-96　胸腰筋膜点

(四)髋部病变的针刀治疗

1. **体位**　俯卧位,肩关节及髂嵴部置棉垫,以防止呼吸受限,亦可采取侧卧位。

2. **体表标志**

(1)髂前上棘:在髂嵴前端用手指由下向上滑动,触到的骨凸便是(图 2-97)。

(2)髂嵴:被检查者侧卧位,臀部与腰腹部的交界处,可见突起高隆的臀部骨性上缘,腰腹部明显柔软。由外侧向皮肤触诊,

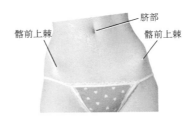

图 2-97　髂前上棘

可触及弧形骨嵴之外缘,由腰腹部向下可触及髂嵴上缘一指宽的骨面,手指向深处用力,可触摸到骨嵴内缘(图 2-63)。

3. 定点

(1)髂前上棘、股骨大转子周围,可定数点,以松解缝匠肌、股直肌、髂股韧带、耻骨肌、长收肌、短收肌、股薄肌。

(2)股骨大转子周围压痛点可定数点,以松解臀中肌、股方肌、髋关节外后侧关节囊。

(3)在髂前上棘、髂嵴、大腿外侧上段、中段、下段压痛点处各定 1 点,以松解髂胫束。

4. 操作

(1)髂前上棘、股骨大转子、髋关节前侧关节囊周围点:第 1 支针刀松解缝匠肌起点,从髂前上棘进针刀,刀口线与下肢纵轴平行,针刀体与皮肤呈 90°,针刀经皮肤、皮下组织,到达骨面缝匠肌起始处,调转刀口线 90°,在骨面上铲剥 3 刀,范围 0.5cm;第 2 支针刀松解股直肌起点,在髂前下棘处摸到股直肌起点处定位,刀口线与该肌肌纤维方向一致,针刀经皮肤、皮下组织,达髂前下棘骨面,调转刀口线 90°,在骨面上向内铲剥 3 刀,范围 0.5cm;第 3 支针刀松解髋关节髂股韧带及髋关节前面关节囊,从髋关节前侧关节穿刺点进针刀,刀口线与下肢纵轴平行,针刀体与皮肤呈 90°,针刀经皮肤、皮下组织,当针刀下有韧性感时,即到达髂股韧带中部,纵疏横剥3刀,范围0.5cm,调转刀口线90°,弧形向上,当有落空感时,即到达关节腔,用提插刀法切割3刀,范围0.5cm;第4支针刀松解短收肌和股薄肌起点,在耻骨下支处摸到条索状的短收肌和股薄肌起点后定位,刀口线与两肌肌纤维方向一致,针刀经皮肤、皮下组织,达骨面,在骨面上向内铲剥3刀,范围0.5cm,以松解肌肉与骨面的粘连和瘢痕;第5支针刀松解长收肌起点,在耻骨结节处摸到条索状的长收肌起点处的压痛点定点,刀口线与该肌肌纤维方向一致,针刀体与皮肤呈90°刺入,针刀经皮肤、皮下组织,直达骨面,在骨面上向内铲剥3刀,范围0.5cm,以松解肌肉与骨面的粘连和瘢痕;第6支针刀松解耻骨肌起点,在耻骨上支触摸到条索状的耻骨肌起点处的压痛点定点,刀口线与耻骨肌肌纤维方向一致,针刀体与皮肤垂直刺入,达肌肉起点处,调转刀口线90°,与耻骨肌肌纤维方向垂直,在耻骨上支骨面上向内铲剥3刀,范围0.5cm(图2-98)。

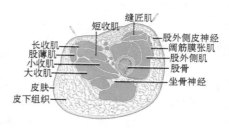

图 2-98　髂前上棘、股骨大转子周围点

(2)股骨大转子周围点:第1支针刀松解臀中肌止点的挛缩点,在股骨大转子尖部定位。刀口线与下肢纵轴方向一致,针刀经皮肤、皮下组织达股骨大转子尖的骨面,贴骨面铲剥3刀,范围0.5cm;髋关节外侧松解,以第1支针刀为参照物,从髋关节外侧关节穿刺点进针刀,刀口线与下肢纵轴平行,针刀体与皮肤呈 130°,沿股骨颈干角方向进针刀,针刀经皮肤、皮下组织,达股骨大转子尖,调转刀口线 90°,弧形向上进针刀,直到髋关节外侧关节间隙,此时用提插刀法切割 3 刀,范围 0.5cm;第 3 支针刀松解股方肌起点的粘连瘢痕,将髋关节内收内旋,摸清楚股骨大转子尖部。在大转子尖部后方定位,刀口线与下肢纵轴方向一致,针刀体与皮肤垂直,针刀经皮肤、皮下组织,达大转子骨面,紧贴大转子后方继续进针刀,然后将针刀体向头侧倾斜 45°,在大转子后内侧骨面上铲剥 3 刀,范围 0.5cm;第 4 支针刀松解髋关节后侧关节囊,以第 3 支针刀为参照物,使用 II 型弧形针刀,从股骨大转子后缘进针刀,刀口线与下肢纵轴平行,针刀体与皮肤呈 130°,沿股骨颈干角方向进针刀,针刀经皮肤、皮下组织,达股骨大转子后缘,贴骨面进针刀,当有落空感时,即到达关节腔,用提插刀法切割 3 刀,范围 0.5cm(图 2-99)。

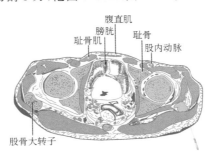

图 2-99　股骨大转子周围点

(3)髂胫束周围点:第 1 支针刀松解髂胫束浅层附着区前部的粘连和瘢痕,在髂前上棘后 2cm 处定位。刀口线与髂胫束走行方向一致,针刀体与皮肤垂直,针刀经皮肤、皮下组织,达髂嵴前部髂胫束浅层附着区前部骨面,调转刀口线 90°,在髂骨翼骨面上向下铲剥 3 刀,范围 0.5cm;第 2 支针刀松解髂胫束浅层附着区中部的粘连和瘢痕,在髂嵴最高点定位。刀口线与髂胫束走行方向一致,针刀体与皮肤垂直,针刀经皮肤、皮下组织,达髂嵴髂胫束浅层附着区中部骨面,调转刀口线 90°,在髂骨翼骨面上向下铲剥 3 刀,范围 0.5cm;第 3 支针刀松解髂胫束浅层附着区后部的粘连和瘢痕,在髂嵴最高点向后 2cm 处定位。刀口线与髂胫束走行方向一致,针刀体与皮肤垂直,针刀经皮肤、皮下组织,达髂嵴髂胫束浅层附着区后部骨面,调转刀口线 90°,在髂骨翼骨面上向下铲剥 3 刀,范围 0.5cm;第 4 支针刀松解髂胫束上段的粘连和瘢痕,在大腿外侧上段定位。刀口线与髂胫束走行方向一致,针刀体与皮肤垂直,针刀经皮肤、皮下组织,当刀下有韧性感时,即到达髂胫束,再向内刺入 1cm,纵疏横剥 3 刀,范围 0.5cm;第 5 支针刀松解髂胫束中段的粘连和瘢痕,在大腿外侧中段定位。刀口线与髂胫束走行方向一致,针刀体与皮肤垂直,针刀经皮肤、皮下组织,当刀下有韧性感时,即到达髂胫束,再向内刺入 1cm,纵疏横剥 3 刀,范围 0.5cm(图 2-100)。

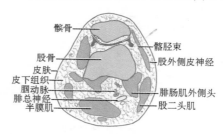

图 2-100　髂胫束周围点

六、手法操作

嘱患者屈膝,一助手压住双髂前上棘,术者一前臂置于患患侧小腿上部,一手托住患者小腿下部,使患者做髋关节旋内和旋外运动 3 次。每次针刀术后,手法操作相同。对髋关节骨性强直的患者,针刀术后手法弧度不能过大,要循序渐进,逐渐加大髋关节活动的弧度,绝不能用暴力手法,将髋关节活动到正常位置。

七、注意事项

1. 首先,定位要准确,其次,切棘间韧带的范围限制在 0.5cm 以内,以防止切入椎管内。如超过此范围,针刀的危险性明显加大。

2. 颈部病变进针刀时,针刀体向头侧倾斜 45°,与枢椎棘突呈 60°,针刀直达枢椎棘突顶点骨面,对棘突顶点的病变进行松解。要进入棘间,松解棘间韧带,必须退针刀于棘突顶点的上缘,将针刀体逐渐向足侧倾斜,与颈椎棘突走行方向一致,才能进入棘突间。切棘间韧带的范围限制在 0.5cm 以内,不会切入椎管。

3. 治疗后各治疗点用棉球或无菌纱布按压,创可贴覆盖针眼,要求 24 小时内施术部位勿沾水,以免发生感染。

第 3 章

针刀治疗髋部疾病

第一节　股内收肌损伤

一、概　述

股内收肌损伤较为常见，一般是大腿内收肌群受到强力的牵拉或挫伤后，引起肌纤维断裂，局部充血、肿胀等病理变化。本病可单独发生，亦可以和腰髋部及其周围组织损伤同时存在。本病多见于足球、骑马、体操、蛙泳等运动员。

二、相关解剖

股内收肌位于大腿的内侧分，主要由 5 块肌肉所构成，其均位于大腿的内侧，自浅至深依次为股薄肌、耻骨肌、长收肌、短收肌、大收肌。组成股内收肌群的 5 块肌肉均起自耻骨支的前面；除股薄肌止于胫骨上端的内侧外，其余 4 块均止于股骨嵴处。

股内收肌的主要功能是使大腿完成内收运动，其次是使大腿完成旋转运动。

1. *股薄肌*

【体表定位】　被检查者仰卧，检查者右手支持被检查者的下肢并使髋外展，要求被检查者对抗阻力内收髋关节，在大腿内侧面即可触及收缩的股薄肌(图 3-1)。

【局部解剖】　股薄肌位于大腿的最内侧，位置最浅，薄而呈

带状,属于大腿的内收肌群之一。起点位于内收肌群的最浅层,
上部薄、宽、扁平,下部窄,呈锥形,以腱膜结构起自耻骨体的下
方、耻骨下支及邻近的坐骨支。止点为形成圆形腱性结构,走行
于缝匠肌后方股骨髁的内侧;变扁平绕过胫骨内髁,止于胫骨粗
隆内侧,半腱肌的近端,上边缘被缝匠肌肌腱覆盖。动脉供应发
自闭孔动脉,血管神经进入肌肉的部位距肌肉起点约 10cm,肌
肉的下段由发自股浅动脉的 1-3 小支供应。股薄肌在内收肌群
中最细弱,可以去除而不出现或不明显影响小腿功能,但可引起
内收肌群的肌力不平衡。

　　股薄肌的作用是近固定时,使大腿内收和屈曲,并使小腿屈
曲和内旋。远固定时,可使骨盆前倾(图 3-2)。

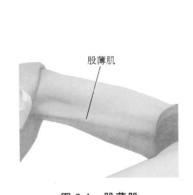

图 3-1　股薄肌

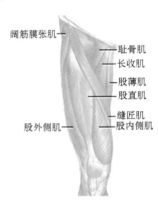

图 3-2　股薄肌解剖

　　2. 耻骨肌

　　【体表定位】　被检查者仰卧位,屈髋、屈膝,检查者轻轻施
加压力对抗髋内收,在大腿近端出现一个三角形凹陷(其底在上
部),耻骨肌即在三角形的底上(图 3-3)。

　　【局部解剖】　耻骨肌为长方形的短肌,位于大腿上部前面

的皮下,髂腰肌的内侧,长收肌的外侧,其深面紧贴短收肌和闭孔外肌。耻骨肌起自耻骨梳和耻骨上支,肌束斜向后下外方,绕过股骨颈向后,借扁腱止于股骨小转子以下的耻骨肌线。此肌形成股三角底上部的一部分。耻骨肌的神经支配比较特殊,其外侧半由股神经支配的内侧半由闭孔神经支配。耻骨肌前邻股静脉及股管,后邻短收肌及闭孔神经前支。耻骨肌收缩,使大腿屈曲、内收和旋外(图 3-4)。

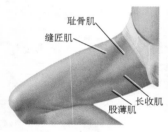

图 3-3　耻骨肌　　　　　　图 3-4　耻骨肌解剖

3. 长收肌

【体表定位】　被检查者屈髋、屈膝,下肢外展。检查者右手支撑被查之下肢并对抗大腿内收、在大腿内侧面上即可出现收缩的长收肌(图 3-3)。

【局部解剖】　长收肌位于大腿内侧,位于股薄肌和耻骨肌之间,在三条收肌中位置最前,内缘形成股三角的内界,后为短收肌,股部外展时可明显摸到长收肌起点的腱性部分。长收肌属于大腿内侧肌群,起自耻骨上支外面,止于股骨粗线内侧唇中部。长收肌受闭孔神经前支支配。

长收肌的功能是:近端固定时,使髋关节内收、外旋和屈曲。远固定时,两侧收缩,使骨盆前倾(图 3-4)。

4．短收肌

【体表定位】 被检查者屈髋、屈膝,下肢外展。检查者右手支撑被查之下肢并对抗大腿内收、在大腿内侧面上即可出现收缩的长收肌。长收肌深面即为短收肌(图 3-3)。

【局部解剖】 此肌较大,起自耻骨体长收肌起点的下方,于耻骨肌及长收肌的后方向下、向外、向后,止于股骨粗线长收肌止点的上方及后方,高达小转子。短收肌上缘邻闭孔外肌,前为脂肪组织掩盖。脂肪中包绕闭孔神经前支及股深动静脉。闭孔神经后支位于短收肌的后方,支配短收肌。短收肌的功能:使股内收及屈曲(图 3-4)。

5．大收肌

【体表定位】 大收肌位于大腿的内侧,起自坐骨结节、坐骨支和耻骨下支的前面,止于股骨粗线内外唇的全长及内上髁。当髋关节抗阻力内收时可在大收肌起止点之间触及肌肉收缩(图 3-5)。

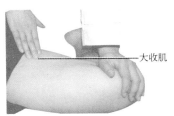

大收肌

图 3-5 大收肌

【局部解剖】 大收肌其前面上方为短收肌,下方为长收肌,内侧为股薄肌,后面紧贴半腱肌、半膜肌和股二头肌,为内收肌群中最宽大者,呈三角形。起自坐骨结节、坐骨支和耻骨下支的前面,肌纤维束作扇形分散,上束几呈水平方向,最下束则几乎垂直止于股骨粗线内外唇的全长及内上髁收肌结节。大收肌的前上部由闭孔神经后支支配,作用是内收股和轻度屈股,后下部由坐骨神经支配,作用是屈股。此肌收缩,近固定时,上部纤维使大腿内收、屈曲和内旋等功能(图 3-6)。

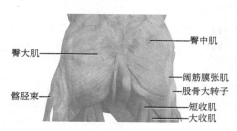

图 3-6　大收肌解剖

6. 耻骨结节

【体表定位】　被检查者仰卧位,腹部下方阴毛处,耻骨联合左右旁开 1.5cm 处有微隆起。两手平放,拇指在内,四指在外,与双侧大转子水平位置,拇指沿耻骨上支骨面水平向内移动,可触摸到横架在耻骨区的棘状骨性突起,即耻骨结节(图 3-7)。

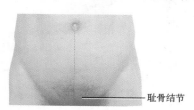

图 3-7　耻骨结节

【局部解剖】　耻骨上支的耻骨梳向前终于圆形隆起,为耻骨结节,是重要的体表标志(图 3-4)。

三、病因病理

股内收肌损伤多由于间接暴力引起,多因髋突然猛烈内收或超长外展而损伤。当内收肌猛烈收缩或大腿用力内收突然受阻或对内收肌长期而过度牵拉时,均可使内收肌的肌纤维发生变性、断裂、血管破裂、间质破坏、局部出血和血肿形成,血肿机化,组织修复及各种异常的组织粘连机化、瘢痕挛缩等,都可导致内收肌的损伤。本病一般发病较急,若因劳累后复受风寒而引起者,病情较缓慢。

四、临床表现与诊断

1. 病史　多有外伤史和剧烈运动史。

2. 疼痛　股内收肌损伤时,主要表现为大腿内侧疼痛,尤其是耻骨部位疼痛厉害,临床可以是持续性胀痛,牵扯样疼或撕裂样疼。疼痛向下可沿腿内侧传至股骨内上髁部,严重者甚至传至小腿内侧。大腿内侧损伤处有明显的肿胀或皮下淤血。

3. 压痛　耻骨部位内收肌起点处压痛明显,并可摸到断裂部位有凹陷存在。当受损肌肉相邻的其他肌肉发生保护性痉挛时,可以触摸到质硬而呈条索状的病变组织。病久内收肌变硬,发生骨化性肌炎,髋关节内收、外展时剧痛,活动受限。

4. 步态异常　患者行走呈摇摆步态,不敢迈大步,伤肢足尖外撇,用足底内侧着地跛行,"4"字试验呈阳性。

5. 影像学诊断　X线平片显示内收肌部出现钙化阴影。

五、针刀操作

1. 体位　仰卧位。

2. 体表标志　耻骨结节:被检查者仰卧位,腹部下方阴毛处,耻骨联合左右旁开 1.5cm 处有微隆起。两手平放,拇指在内,四指在外,与双侧大转子水平位置,拇指沿耻骨上支骨面水平向内移动,可触摸到横架在耻骨区的棘状骨性突起,即耻骨结节(图 3-7)。

3. 定点

(1)在耻骨上支耻骨肌起点处的压痛定 1 点。

(2)在耻骨结节长收肌起点处的压痛定 1 点。

(3)在耻骨下支短收肌和股薄肌起点处的压痛定 1 点。

(4)在大腿中上段内侧短收肌止点处的压痛定 1 点。

(5)在大腿中上段内侧长收肌止点处的压痛定 1 点。

(6)在大腿中上段内侧大收肌止点处的压痛定 1 点。

4. 操作

(1)耻骨肌起点:刀口线与耻骨肌纤维方向一致,刀体与皮面垂直,快速刺入皮肤,达肌肉起点处,调转刀口线 90°与耻骨肌纤维方向垂直,在耻骨上支骨面上向内铲剥 2～3 刀,范围不超过 0.5cm(图 3-8)。

(2)长收肌起点:刀口线与长肌纤维方向一致,刀体与皮面垂直,快速刺入皮肤,针刀经皮肤、皮下组织,直达骨面,在骨面上向内铲剥 2～3 刀,范围不超过 0.5cm。以松解肌肉与骨面的粘连和瘢痕(图 3-9)。

(3)股薄肌起点:刀口线与两肌纤维方向一致,刀体与皮面垂直快速入皮肤,针刀经皮肤、皮下组织,直达骨面,在骨面上向内铲剥 2～3 刀,范围不超过 0.5cm。以松解肌肉与骨面的粘连和瘢痕(图 3-10)。

(4)短收肌起点:刀口线与下肢纵轴方向一致,刀体与皮面垂直,快速刺入皮肤,达肌肉在股骨的止点处,贴骨面向内后铲剥 2～3 刀,范围不超过 0.5cm(图 3-11)。

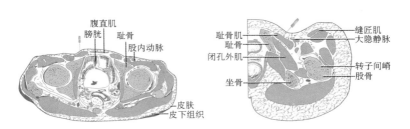

图 3-8 耻骨肌起点

图 3-9 长收肌起点

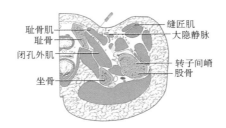

图 3-10 股薄肌起点

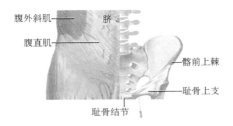

图 3-11 短收肌起点

(5)长收肌止点:刀口线与下肢纵轴方向一致,刀体与皮面垂直,快速刺入皮肤,达肌肉在股骨的止点处,贴骨面向内后铲剥2~3刀,范围不超过0.5cm(图3-12)。

(6)大收肌起点:刀口线与下肢纵轴方向一致,刀体与皮面垂直,快速刺入皮肤,达肌肉在股骨的止点处,贴骨面向内后铲剥2~3刀,范围不超过0.5cm(图3-13)。

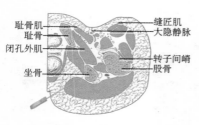

图3-12　长收肌止点

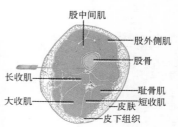

图3-13　大收肌起点

六、手法操作

让患者做被动髋关节内收、内旋运动,在髋关节内收和内旋到最大位时,向相同方向做1~2次弹压手法。

七、注意事项

治疗后各治疗点用棉球或无菌纱布按压,创可贴覆盖针眼,要求24小时内施术部位勿沾水,以免发生感染。

第二节　臀肌挛缩症

一、概　述

多种原因引起的臀肌及其筋膜变性、挛缩,造成髋关节功能受限,表现为特有步态、体征的临床症候群。本病是城郊及农村地区儿童的常见病和多发病,是小儿跛行的原因之一。多用非手术方法处理,而无效时则应采取开放性手术。

根据针刀医学关于慢性软组织损伤理论,各种原因引起的臀部软组织损伤都可以引起臀肌的粘连、瘢痕,针刀通过精确松解病变部位的关键点,辅以手法,彻底松开病灶,恢复臀部肌肉的动态平衡,使疾病得到较好的治疗。

二、相关解剖

臀肌挛缩症病变范围涉及臀部各肌及筋膜,从单一臀大肌及筋膜至全部臀肌呈板状挛缩,受累肌肉频率依次为臀大肌、臀中肌、阔筋膜张肌、髂胫束、臀小肌、梨状肌等外旋肌群。

1. 阔筋膜张肌

【体表定位】　被检查者伸膝并稍屈髋,随着髋关节稍屈并内旋,在其外踝上方朝向下肢远端施加压力,以抵制髋关节外展。在这种姿势下,髋部展肌和屈肌优先活动,要求被检查者反复内旋下肢,在臀中肌前方,髂前上棘和股骨大转子前缘之间可触摸到阔筋膜张肌(图3-14)。

【局部解剖】　阔筋膜是位于大腿深部的深筋膜,系全身最强厚的筋膜,主要位于臀部,故又称臀肌。其上缘附着于腹股沟韧带以及髂嵴的外唇,并向下与臀筋膜相延续。阔筋膜位于大腿的外侧增厚而移行为纵形纤维,形成髂胫束。髂胫束起自髂

— 181 —

嵴外唇处,向下移行而止于胫骨外侧髁处。位于大腿外侧的阔筋膜,分为两层,其内包裹有阔筋膜张肌。阔筋膜张肌止于髂胫束的前缘,而臀大肌则止于髂胫束的后缘,髂胫束前部的纤维系由阔筋膜张肌的腱膜移行而成,而后部纤维为臀大肌肌腱的延续部分。因此,髂胫束系阔筋膜张肌与臀大肌肌腱相结合而形成的腱膜性结构,股骨大转子位于其深部。阔筋膜张肌受臀上神经分支供应。

阔筋膜张肌的作用主要是紧张阔筋膜,使髋关节存在前偏而稍向内旋的趋势(图 3-4)。

2. 臀大肌

【体表定位】 被检查者俯卧位,要求其大腿前面抬高离开检查台,屈膝,腰部固定。检查者右手下压大腿后卜部以防止膝部活动,左手即可触及臀大肌的收缩。自尾骨尖经坐骨结节至股骨于上、中 1/3 交界处划一直线,此线即代表臀大肌的下缘;另自髂后上棘再划一条与上述直线相平行的线,代表臀大肌的上缘。在此两线间所构成的菱形区域为臀大肌的表面投影位置(图 3-15)。

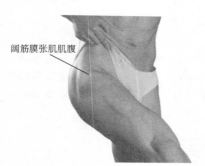

图 3-14 阔筋膜张肌

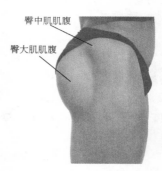

图 3-15 臀大肌

【局部解剖】　位于臀部浅层,大而肥厚,形成特有的臀部隆起,覆盖臀中肌下半部,呈斜方形。起自髂嵴后分、髂骨臀面臀后线后方和骶骨与尾骨背面,肌束斜向下,止于髂胫束和股骨的臀肌粗隆。臀大肌为强有力的伸股及外旋股的肌肉,由臀下神经支配。神经分成多支由肌肉的深面进入,进入的部位至肌肉起点的距离较至肌肉的止点的距离为近。此肌的血液供应来自臀上、下动脉的分支,亦由肌肉的深面进入。臀大肌的深处有3个滑囊,1个位于臀大肌与坐骨结节之间,1个位于臀大肌与股外侧肌上部之间,另1个位于臀大肌与大转子之间,后者较大。大转子前面臀大肌与皮肤之间常有1个皮下滑囊。各滑囊皆可因摩擦而发生滑囊炎,局部疼痛或压痛。臀大肌血供丰富:臀上动脉出梨状肌上孔,分布于该肌的上半部;臀下动脉出梨状肌下孔,分布于该肌的下半部。两动脉分支相互吻合。臀大肌深面的内下象限,有坐骨神经干走行。

作用:使大腿后伸和外旋。下肢固定时,臀大肌能伸直躯干,防止躯干前倾,是维持人体直立的主要肌肉之一。臀大肌后侧,从髂后上棘到髂胫束中下 1/3 是臀大肌受力最大的部位,尤其在股骨大粗隆后外侧部是臀肌挛缩的关键病变点(图 3-6)。

3. 臀中肌

【体表定位】　被检查者侧卧位,检查者左手施加阻力放在大腿外下部,靠近膝部,以防止膝关节活动,右手放在髂嵴前部和股骨大转子上缘之间,要求被检查者迎着阻力外展,检查者右手可触及臀中肌的收缩(图 3-15)。

【局部解剖】　前上部位于皮下,后下部位于臀大肌的深面,为扇形阔肌。起自臀前线以上、臀后线以前的髂骨翼外面、髂嵴外唇和阔筋膜,向下止于股骨大转子尖端的上面和外侧面。臀中肌完全掩盖臀小肌,两者之间有臀上血管神经的主要分支。

作用:外展髋关节,前部肌束使髋关节旋内,后部肌束使髋关节旋外(图 3-6)。

4. 臀小肌

【局部解剖】 位于臀中肌的深面,为扇形阔肌。起自臀前线以下、臀后线以上的髂骨翼外面,向下止于股骨大转子尖端。该肌前部肌纤维与臀中肌的肌纤维相愈合,且形态、功能、止点和神经支配等都与臀中肌相同,故可视为臀中肌的一部分。此肌受臀下神经支配。

作用:外展髋关节,前部肌束使髋关节旋内,后部肌束使髋关节旋外(图 3-16)。

5. 梨状肌

【体表定位】 从尾骨尖、髂后上棘连线的中点处划一线到大转子尖端,此线即代表梨状肌下缘的投影线;而从髂后上棘直接划一线至大转子尖端为梨状肌上缘的投影线(图 3-17)。

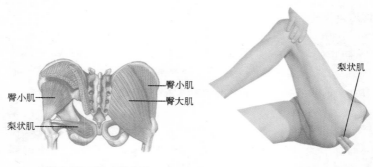

图 3-16 臀小肌解剖   图 3-17 梨状肌

【局部解剖】 起于骨盆内骶骨前面,经坐骨大孔达臀部,止于股骨大转子。

作用:外展、外旋大腿。梨状肌为呈三角形的小肌,位于臀大肌的深面,起于骶骨两侧部的盆面(第 2~5 骶椎体)骶前孔外侧的部分,分布于小骨盆的内面。两侧部的盆面,骶前孔外侧部分,经坐骨大孔入臀部出小骨盆,绕过髋关节囊的后面,止于大转子尖端的三角形区域。

作用:使髋关节旋外(图3-16)。

6. 闭孔内肌

【体表定位】 被检查者仰卧位,膝、髋屈曲90°,右手拇指置于长收肌和股薄肌之间,检查者用右上肢提供对抗外旋的阻力,同时要求被检查者完成一系列的收缩和放松运动。拇指下可以感觉到由于肌肉活动而绷紧的闭孔内肌。

【局部解剖】 起于闭孔膜内面及其周围骨面,肌束向后集中成为肌腱,由坐骨小孔出骨盆转折向外,此肌腱的上、下各有一块小肌,分别为上孖肌、下孖肌,与闭孔内肌腱一起止于转子窝。闭孔外肌收缩,有使髋关节旋外的作用(图3-18)。

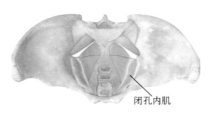

闭孔内肌

图3-18 闭孔内肌

7. 股方肌

【体表定位】 被检查者侧卧位,屈膝屈髋,臀部尖端隆起处,即坐位接触椅面的地方,多有皮肤磨损的痕迹。手指探按,可触及粗大的骨骼。俯卧位,在臀后线中点处可触及坐骨结节骨面。坐骨结节的外缘即股方肌起点。

【局部解剖】 起于坐骨结节的外缘,横行向外,止于股骨后面的转子间嵴。在此肌跨过小转子与闭孔外肌腱处有一滑囊。

股方肌与下孖肌受同名神经（坐骨神经）支配。

作用：使大腿旋外（图 3-19）。

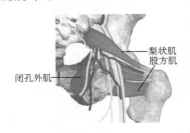

图 3-19 股方肌

8. 闭孔外肌

【体表定位】 被检查者仰卧位，膝、髋屈曲 90°，右手拇指置于长收肌和股薄肌之间，检查者用右上肢提供对抗外旋的阻力，同时要求被检查者完成一系列的收缩和放松运动。拇指下可以感觉到由于肌肉活动而绷紧的闭孔外肌。

【局部解剖】 闭孔外肌位于臀区肌群的深层，起于闭孔膜外面及其周围骨面，最终抵止于股骨的转子窝。闭孔外肌收缩，有使髋关节旋外的作用（图 3-19）。

9. 坐骨结节

【体表定位】 被检查者侧卧位，屈膝屈髋，臀部尖端隆起处，即坐位接触椅面的地方，多有皮肤磨损的痕迹。手指探按，可触及粗大的骨骼。俯卧位，在臀后线中点处可触及坐骨结节骨面（图 3-20）。

【局部解剖】 坐骨体与坐骨支移行部会合处的隆起后部，骨质粗糙而肥厚，称为坐骨结节，是坐骨最低处，可以在体表摸到（图 3-21）。

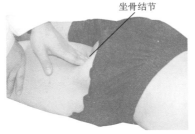

图 3-20　坐骨结节

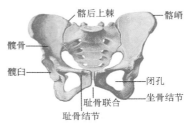

图 3-21　坐骨结节解剖

三、病因病理

各种原因引起的臀部肌肉的慢性损伤,最终导致肌肉的粘连瘢痕和挛缩,肌肉纤维化。病变范围涉及臀部各肌及筋膜,从单一臀大肌及筋膜至全部臀肌呈板状挛缩。受累肌肉频率依次为臀大肌、臀中肌、阔筋膜张肌、髂胫束、臀小肌、梨状肌等外旋肌群。病理特点:多数挛缩带位于臀大肌、阔筋膜张肌及两者之间,肌肉纤维化广泛而明显。

四、临床表现与诊断

根据患者不同的症状、体征,将臀肌挛缩症分为 3 度。

Ⅰ度:同时屈髋、屈膝 90°时,强力内收,双膝可以并拢,但双侧股部无法交叉到对侧(跷"二郎腿");尖臀畸形不明显;Ober征弱阳性。

Ⅱ度:生活能自理,行走时可不表现出"八字步",但上下楼或跑步时"八字步"明显;同时屈髋、屈膝 90°,双膝无法并拢,不会跷"二郎腿";臀部外上方塌陷尖臀畸形不明显;Ober 征弱阳性。

Ⅲ度:行走时呈明显的"八字步",跑步困难,难以自己穿上裤袜,下蹲时髋关节被迫强力外展外旋,呈"蛙式腿";Ober征强阳性;髋关节必须在强力极度外展位才能同时屈膝、屈髋达 90°;臀部萎缩明显,有严重的"尖臀"畸形。骨盆变窄、变长,股骨颈干角增大。

五、针刀操作

1. 体位 健侧侧卧位。

2. 体表标志

(1)髂后上棘:沿髂嵴向后触摸,突向后下方的骨性隆起即为髂后上棘。从皮肤上看,胖者为凹陷,瘦者为凸起。其皮下可以触到骨性隆起(图 3-22)。

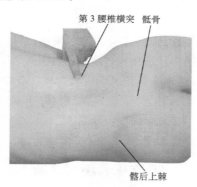

第 3 腰椎横突 骶骨

髂后上棘

图 3-22 髂后上棘

(2)坐骨结节:被检查者侧卧位,屈膝屈髋,臀部尖端隆起处,即坐位接触椅面的地方,多有皮肤磨损的痕迹。手指探按,可触及粗大的骨骼。俯卧位,在臀后线中点处可触及坐骨结节骨面(图 3-20)。

(3)骶角:为骶裂孔两侧的骨性凸起,可以清楚的摸到(图 3-23)。

(4)股骨大转子:臀大肌虽然并不抵止在股骨大转子上,但却抵止在由大转子起始的髂胫束上,其位置正在大转子的外侧(图 3-24)。

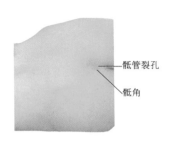

骶管裂孔

骶角

图 3-23 骶角　　　　　图 3-24 股骨大转子

(5)股骨臀肌粗隆:位于股骨干上 1/3 段外侧部,为臀大肌抵止部。

(6)坐骨神经臀部投影:在臀肌上位的投影点位于髂后上棘与坐骨结节连线中、上 1/3 交点处,下位投影点位于坐骨结节与股骨大转子连线的中点处。此两点的连线便是坐骨神经在臀肌内下方的走行投影。

3. 定点

(1)臀肌束状带点:可能有压痛或无压痛。

(2)臀肌起始部点:定点于髂后上棘与骶结节连线的稍内处。髂骨翼的内侧边缘部为腱起始部。

(3)臀肌抵止部点:股骨上 1/3 背面及在大转子之下的髂胫束的内侧缘上。

(4)坐骨结节点:为臀大肌坐骨结节滑囊处,定点于压痛处 1点,目的为滑液囊内引流。

4. 操作

(1)臀肌束状带点:刀口线与臀大肌纤维走行一致,刀体与

— 189 —

皮面垂直快速刺入皮肤,皮下组织,达到臀肌瘢痕硬结处。先顺肌纤维方向切开2～4刀,然后调转刀口线90°,对瘢痕组织行切开剥离。其深度以切开瘢痕为度,再做纵、横疏通、剥离,但幅度不可过大,刀下有松动感即止(图3-25)。

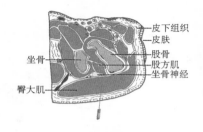

坐骨
臀大肌

皮下组织
皮肤
股骨
股方肌
坐骨神经

图 3-25　臀肌束状带点

(2)臀肌起始部松解点:刀口线与躯干纵轴平行,刀体与皮面垂直,快速刺入皮肤与皮下组织,直达骨面。对臀肌起始的腱性部行切开剥离(图3-26)。

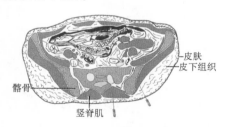

髂骨
竖脊肌

皮肤
皮下组织

图 3-26　臀肌起始部松解点

(3)臀肌抵止部:刀口线与肢体纵轴一致,刀体与皮面垂直,快速刺入皮肤、皮下组织,直达骨面,提起刀锋至髂胫束表面,再向上、下切开剥离,刀下有松动感后出刀(图3-27)。

(4)坐骨结节点:刀口线与躯干纵轴平行,刀体与皮面垂直,快速刺入皮肤与皮下组织,直达骨面。提起刀锋至硬韧组织之上,再切开该厚韧组织多刀,直到组织松解为止(图 3-28)。

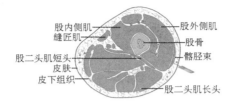

图 3-27 臀肌抵止部

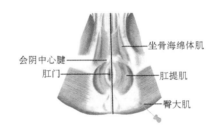

图 3-28 坐骨结节点

六、手法操作

嘱病人反复做屈膝下蹲及髋、膝关节的内收外展动作,进一步松解臀大肌。

七、注意事项

1. 臀大肌血运丰富,故在臀大肌瘢痕组织的手术时,一定要注意防止术后出血。因此在做瘢痕组织切开剥离时要掌握好切开的深度和广度的问题。一定要遵守只切开瘢痕组织的原则,绝不涉及瘢痕下的正常组织,并且不做大幅度的纵横剥离。对于臀大肌起、止部的松解是为解除臀肌挛缩所致的髋、膝功能障碍设计。所以在操作时,松解的程度要足够。

2. 治疗后各治疗点用棉球或无菌纱布按压,创可贴覆盖针眼,要求 24 小时内施术部位勿沾水,以免发生感染。

第三节 臀中肌和臀小肌损伤

一、概 述

臀中肌、臀小肌损伤有急、慢性两种,是临床常见病损之一。慢性损伤的发病率较高。由于臀中肌与梨状肌相邻,故常诊断不清,易被误诊为坐骨神经痛等疾病而延误治疗。

二、相关解剖

1. 臀中肌

【体表定位】 被检查者侧卧位,检查者左手施加阻力放在大腿外下部,靠近膝部,以防止膝关节活动,右手放在髂嵴前部和股骨大转子上缘之间,要求被检查者迎着阻力外展,检查者右手可触及臀中肌的收缩(图 3-15)。

【局部解剖】 前上部位于皮下,后下部位于臀大肌的深面,为扇形阔肌。起自臀前线以上、臀后线以前的髂骨翼外面、髂嵴外唇和阔筋膜,向下止于股骨大转子尖端的上面和外侧面。臀中肌完全掩盖臀小肌,两者之间有臀上血管神经的主要分支。

作用:外展髋关节,前部肌束使髋关节旋内,后部肌束使髋关节旋外(图 3-6)。

2. 臀小肌

【局部解剖】 位于臀中肌的深面,为扇形阔肌。起自臀前线以下、臀后线以上的髂骨翼外面，向下止于股骨大转子尖端。该肌前部肌纤维与臀中肌的肌纤维相愈合，且形态、功能、止点和神经支配等都与臀中肌相同，故可视为臀中肌的一部分。此肌受臀下神经支配。

作用：外展髋关节，前部肌束使髋关节旋内，后部肌束使髋关节旋外（图3-16）。

3. 髂嵴

【体表定位】　被检查者侧卧位，臀部与腰腹部的交界处，可见突起高隆的臀部骨性上缘，腰腹部明显柔软。由外侧向皮肤触诊，可触及弧形骨嵴之外缘，由腰腹部向下可触及髂嵴上缘一指宽的骨面，手指向深处用力，可触摸到骨嵴内缘（图3-29）。

【局部解剖】　髂骨位于皮下，其上增粗而肥厚的部分即为髂嵴。双侧髂嵴最高点的连线相当于第4腰椎棘突的水平（图3-30）。

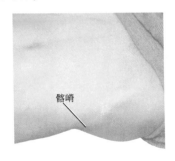

图 3-29　髂嵴

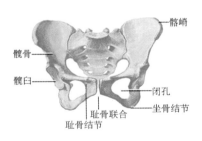

图 3-30　髂嵴解剖

4. 髂后上棘

【体表定位】　被检查者坐位、俯卧位或侧卧位，屈膝屈髋，第2骶骨棘水平旁开2cm左右，女性该处有皮肤凹陷，男性该处有倒三角形骨隆起。触之皮下有硬韧的骨组织（图3-31）。

第3腰椎横突　骶骨

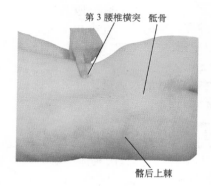

髂后上棘

图 3-31　髂后上棘

【局部解剖】　髂嵴的后端为髂后上棘（图 3-32）。

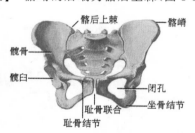

髂后上棘　　髂嵴
髋骨
髋臼
　　　　　闭孔
耻骨联合　　坐骨结节
耻骨结节

图 3-32　髂后上棘

三、病因病理

1. **急性损伤**　因突然猛烈外展大腿或以髋部为顶点的躯干侧方摆动而损伤，急性剧烈损伤可出现臀部血肿及血管、神经压迫症状。

2. **慢性劳损**　在经常以腰臀部扭转活动为主的运动和劳作中易致臀中肌积累性损伤。损伤日久，臀中肌的肌腱及附近软组织等粘连、瘢痕、挛缩。如果挤压、牵拉梨状肌，则出现近似梨状肌综合征的症状。臀中肌病损所产生的病理冲动，经 L_4 — S_1 脊髓神经节段，反射引起同侧膝关节远侧疼痛或麻、胀症状。如挤压牵拉梨状肌就会挤压牵拉梨状肌上、下孔的神经血管，出现下肢疼痛、麻木、发冷等症状。

四、临床表现与诊断

1. 病史　多有损伤史和劳损史，多缓慢发病。

2. 局部症状　腰臀部酸痛不适，劳累后加重。患侧臀中肌部位，可查及痛性条索，多在髂骨翼外侧臀中肌起始部。

3. 特殊症状　有相当一部分患者无局部症状，仅表现为患侧小腿的酸胀不适感，甚至发凉、发木。伸膝时，小腿常有"抽筋"现象。有些患者有不明原因的起步走时出现患侧踝部、足跟、底部麻痛或不适感，活动后可减轻。站立过久，行路过长，又可使上述症状加剧，出现间歇跛行症状。在小腿局部找不到明显压痛点。严重病例者，小腿有触摸痛，但用力按压反而感到短暂的舒适，影响步行和睡眠。按压时可有同侧臀、骶部的胀痛及膝关节以远心端难以忍受的痛、麻、胀感。压之可向患肢放散者，但无神经根受刺激征。这种情况下，患者多无臀部疼痛及不适感。患肢单腿站立或大腿用力外展时，症状可加重，梨状肌牵拉试验可诱发臀中肌疼痛加重。上述症状均在活动开始时较剧，活动展开后，症状略缓解，劳累后又复加重。

4. 单纯型和联合型臀中肌损伤临床表现　单纯型臀中肌本身受损：可出现臀中肌前外侧即髂前上棘的后缘处疼痛、压痛。痛位局限、明确，下肢可有轻微痛感。下肢主动外展引起症状加重局部可扪及条索状物；联合型臀中肌受损：可出现臀部疼点范围大而不清，有下肢痛。在梨状肌与臀中肌相邻部位上下均有压痛点。梨状肌牵拉试验，引起疼痛加剧，但无坐骨神经卡压症状。

五、针刀操作

1.**体位** 俯卧位,腹股沟下垫枕。

2.**体表标志**

(1)髂前上棘:在髂嵴前端用手指由下向上滑动,触到的骨凸便是(图3-33)。

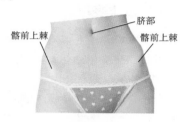

图 3-33　髂前上棘

(2)髂后上棘:由髂嵴最高处向后触摸到的骨凸便是(图3-31)。

(3)梨状肌上缘投影线:髂后上棘与大转子尖连线,相当于梨状肌上缘(图3-34)。

(4)梨状肌上孔投影点:梨状肌上缘投影线的中内1/3交界处(图3-34)。

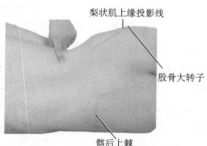

图 3-34　梨状肌上缘投影线

3. 定点

(1)髂前上棘后缘压痛点处,即臀中肌起点定 1～2 点,以松解臀中肌和臀小肌。

(2)定点于臀中肌与梨状肌交界线上,即在梨状肌上缘投影线之上定 1～2 点。以松解臀中肌、臀小肌和梨状肌。

4. 操作

(1)臀中肌起点:刀口线与臀中肌肌纤维平行,刀体与皮面垂直。快速刺入皮肤,直达髂骨骨面,纵行疏通、横行剥离,刀下有松动感即可出刀(图 3-35)。

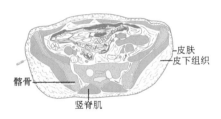

图 3-35　臀中肌起点

(2)梨状肌上缘投影线点:刀口线与梨状肌肌纤维走行一致,刀体与皮面垂直刺入深入达梨状肌肌腹,先纵行疏通,后横行剥离 1～2 下即可(图 3-36)。

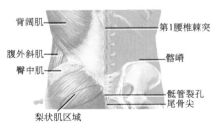

图 3-36　梨状肌上缘投影线点

六、手法操作

患者仰卧位,患者屈膝屈髋,医生将手压在膝关节髌骨下缘,向对侧肩关节猛压一下即可。

七、注意事项

1. 臀中肌损伤是临床常见的病损之一。由于病损局部的症状常被其反射区产生的症状掩盖,故此病易导致漏诊或误诊。

2. 临床上一些不明原因或按常规治疗效果欠佳的小腿、足、踝部的疼痛、酸胀和不适,多与此肌的损伤有关。

3. 臀部皮下及肌丰厚,肌内血管丰富,因此要注意避免臀中肌出血、造成血肿。不可在梨状肌上缘线的内 1/3 段定点或进刀。

4. 治疗后各治疗点用棉球或无菌纱布按压,创可贴覆盖针眼,要求 24 小时内施术部位勿沾水,以免发生感染。

第四节 髂胫束损伤

一、概 述

髂胫束损伤多为运动性损伤,占运动损伤的 5.8%,发病率较低,多为阔筋膜张肌损伤后髂胫束保护性痉挛所致,常表现为髋关节及下肢疼痛,故常被误诊或漏诊,从而影响疗效。

二、相关解剖

1. 髂胫束

【体表定位】 被检查者仰卧位,在被检查者伸膝并稍屈髋的同时,检查者将左手放在被检查者下肢的外侧面、外踝上方,阻止髋外展（使股胫外侧间隙开放）。由于髂胫束附着于股胫间隙远端，故而被绷紧。在近膝部触诊到的坚韧的腱性结构为髂胫束（图 3-37）。

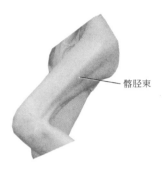

图 3-37　髂胫束

【局部解剖】　髂胫束起自髂前上棘及髂后髂嵴，止于胫骨外侧的髂胫束粗隆，位于大腿的外侧，是人体最长最宽的筋膜条带。它包括阔筋膜张肌、臀中肌及少部分臀大肌纤维的肌肉部分，以及由上述肌肉在股骨大转子处移行成股外侧的阔筋膜，过膝外侧而抵止于胫骨的筋膜部分组成。从侧面观，髂胫束呈"Y"形。

髂胫束主要功能是完成躯干肌与下肢肌的力量传递和大腿阔筋膜肌紧张，起辅助支撑作用，使大腿屈曲、旋内、后伸及外展（图 3-6）。

2. 臀中肌

【体表定位】　被检查者侧卧位，检查者左手施加阻力放在大腿外下部，靠近膝部，以防止膝关节活动，右手放在髂嵴前部和股骨大转子上缘之间，要求被检查者迎着阻力外展，检查者右手可触及臀中肌的收缩（图 3-15）。

【局部解剖】 前上部位于皮下,后下部位于臀大肌的深面,为扇形阔肌。起自臀前线以上、臀后线以前的髂骨翼外面、髂嵴外唇和阔筋膜,向下止于股骨大转子尖端的上面和外侧面。臀中肌完全掩盖臀小肌,两者之间有臀上血管神经的主要分支。

作用:外展髋关节,前部肌束使髋关节旋内,后部肌束使髋关节旋外(图3-6)。

3. 髂嵴

【体表定位】 被检查者侧卧位,臀部与腰腹部的交界处,可见突起高隆的臀部骨性上缘,腰腹部明显柔软。由外侧向皮肤触诊,可触及弧形骨嵴之外缘,由腰腹部向下可触及髂嵴上缘一指宽的骨面,手指向深处用力,可触摸到骨嵴内缘(图3-29)。

【局部解剖】 髂骨位于皮下,其上增粗而肥厚的部分即为髂嵴。双侧髂嵴最高点的连线相当于第4腰椎棘突的水平(图3-30)。

4. 髂前上棘

【体表定位】 被检查者仰卧位,下肢平伸或下肢搭于床沿外下,可见腹股沟外侧高高隆起如手指腹大小的骨性突起,即为髂前上棘。垂直皮肤下压,可触及硬性骨骼,贴骨面上移,可触及肥厚的髂嵴(图3-33)。

【局部解剖】 髂嵴的前端为髂前上棘,为下肢长度测量的重要标志(图3-30)。

三、病因病理

急性损伤多因大腿急剧后伸,外展用力过猛而引起。长期反复屈膝,经常弯腰或久坐使髋关节处于屈曲位,引起阔筋膜张肌挛缩,髂胫束挛缩、肿痛,局部代谢产物滞留而产生疼痛及无菌性炎症。亦可因踝关节的扭伤,双下肢重力不平衡,而致积累性损伤。另外,髂前上棘阔筋膜起点处还有缝匠肌起于此处,并斜向下内至于胫骨上端内侧面,因其起点的损伤挛缩,累积缝匠肌可引起膝关节内侧痛。当天气变化气温较低时,血液循环减慢,进一步使代谢产物滞留而加重病情。

四、临床表现与诊断

1. 疼痛　臀外侧及大腿外侧酸痛,患肢发沉,行走无力,走路抬腿髋部疼痛明显,上下楼时疼痛、乏力加重,不能单腿负重,重者大腿外侧有紧缩感,或突然跪地,病久者臀外侧及大腿外侧有麻木感,可因天气变化而加重。

2. 压痛　髂前上棘下方、股骨大转子上方,有明显压痛点,臀外侧广泛压痛,大腿外侧可摸到横向条索状物,压痛剧烈。

3. 痛性硬结　大腿外侧中段或中下 1/3 髂胫束处常可触及痛性肌肉挛缩硬结。

4. Ober 征阳性　又称髂胫束紧张实验:患者侧卧位,健侧在下并屈膝屈髋,保持腰椎中立位,检查者一手握住患肢踝部,患侧膝关节屈至 90°,另一手固定骨盆。正常时,膝关节下落触及床面,如不能下落床面或触及健肢,则提示髂胫束挛缩。

五、针刀操作

1. 体位　健侧卧位,患侧在上。

2. 体表标志

(1)髂前上棘:在髂嵴前端用手指由下向上滑动,触到的骨凸便是(图 3-33)。

(2)髂嵴:被检查者侧卧位,臀部与腰腹部的交界处,可见突起高隆的臀部骨性上缘,腰腹部明显柔软。由外侧向皮肤触诊,可触及弧形骨嵴之外缘,由腰腹部向下可触及髂嵴上缘一指宽的骨面,手指向深处用力,可触摸到骨嵴内缘(图 3-29)。

3. 定点

(1)在髂前上棘后 2cm 压痛点处定 1 点,以松解髂胫束浅层附着区前部的粘连和瘢痕。

(2)在髂棘最高点处定 1 点,以松解髂胫束浅层附着区中部的粘连和瘢痕。

(3)在髂棘最高点向后 2cm 处定 1 点,以松解髂胫束浅层附着区后部的粘连和瘢痕。

(4)在大腿外侧上段压痛点处定 1 点,以松解髂胫束上段的粘连和瘢痕。

(5)在大腿外侧中段压痛点处定 1 点,以松解髂胫束中段的粘连和瘢痕。

(6)在大腿外侧下段压痛点处定 1 点,以松解髂胫束下段的粘连和瘢痕。

4. 操作

(1)髂前上棘后 2cm 压痛点:刀口线与髂胫束走行方向一致,刀体与皮面垂直。针刀经皮肤、皮下组织,达髂嵴前部髂胫束浅层附着区前面骨面,调转刀口线 90°,在髂骨翼骨面上向下铲剥 2～3 刀,范围为 1～2cm(图 3-38)。

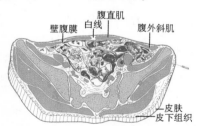

图 3-38 髂前上棘后 2cm 压痛点

(2)髂棘最高点:刀口线与髂胫束走行方向一致,刀体与皮面垂直。针刀经皮肤、皮下组织,达髂嵴前部髂胫束浅层附着区中部骨面,调转刀口线 90°,在髂骨翼骨面上向下铲剥 2～3 刀,范围为 1～2cm(图 3-39)。

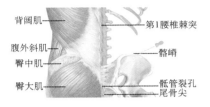

图 3-39　髂棘最高点

(3)髂棘最高点后 2cm 压痛点:刀口线与髂胫束走行方向一致,刀体与皮面垂直。针刀经皮肤、皮下组织,达髂嵴前部髂胫束浅层附着区后部骨面,调转刀口线 90°,在髂骨翼骨面上向下铲剥 2～3 刀,范围为 1～2cm(图 3-40)。

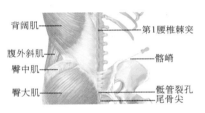

图 3-40　髂棘最高点后 2cm 压痛点

(4)大腿外侧上段压痛点:刀口线与髂胫束走行方向一致,刀体与皮面垂直。针刀经皮肤、皮下组织,刀下有韧性感时,即到达髂胫束,再向内刺入 1cm,纵行疏通,横行剥离 2～3 刀,范围为 1～2cm(图 3-41)。

(5)大腿外侧中段压痛点:刀口线与髂胫束走行方向一致,刀体与皮面垂直。针刀经皮肤、皮下组织,刀下有韧性感时,即到达髂胫束,再向内刺入 1cm,纵行疏通,横行剥离 2～3 刀,范围为 1～2cm(图 3-42)。

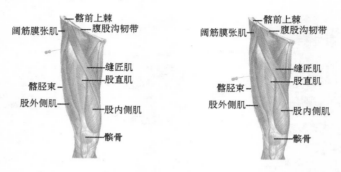

图 3-41　大腿外侧上段压痛点　　图 3-42　大腿外侧中段压痛点

(6)大腿外侧下段压痛点:刀口线与髂胫束走行方向一致,刀体与皮面垂直。针刀经皮肤、皮下组织,刀下有韧性感时,即到达髂胫束,再向内刺入 1cm,纵行疏通,横行剥离 2～3 刀,范围为 1～2cm(图 3-43)。

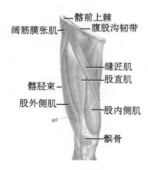

图 3-43　大腿外侧中段压痛点

六、手法操作

患者仰卧位,在患侧下肢在最大屈膝屈髋位时,医生将手压在膝关节髌骨外下缘,向对侧肩关节方向弹压 1～2 次。

七、注意事项

治疗后各治疗点用棉球或无菌纱布按压,创可贴覆盖针眼,要求 24 小时内施术部位勿沾水,以免发生感染。

第五节　弹　响　髋

一、概　述

本病是指髋关节在做屈曲、内收或内旋等动作时,紧张的筋膜束在股骨大粗隆的隆凸上滑动,在髋的外侧可听到甚至可触到弹响。临床上以后者多见,故一般将关节外原因引起者称为弹响髋或阔筋膜紧张症。本病的发病率很高,多发于青壮年,尤其是女性,常为双侧性,多由慢性劳损引起髂胫束的后缘或臀大肌肌腱的前缘增厚等病理改变所致。

二、相关解剖

1. 阔筋膜张肌

【体表定位】　被检查者伸膝并稍屈髋,随着髋关节稍屈并内旋,在其外踝上方朝向下肢远端施加压力,以抵制髋关节外展。在这种姿势下,髋部展肌和屈肌优先活动,要求被检查者反复内旋下肢,在臀中肌前方,髂前上棘和股骨大转子前缘之间可触摸到阔筋膜张肌(图 3-14)。

【局部解剖】　阔筋膜是位于大腿深部的深筋膜,系全身最强厚的筋膜,主要位于臀部,故又称臀肌。其上缘附着于腹股沟韧带以及髂嵴的外唇,并向下与臀筋膜相延续。阔筋膜位于大腿的外侧增厚而移行为纵形纤维,形成髂胫束。髂胫束起自髂嵴外唇处,向下移行而止于胫骨外侧髁处。位于大腿外侧的阔筋膜,分为两层,其内包裹有阔筋膜张肌。阔筋膜张肌止于髂胫束的前缘,而臀大肌则止于髂胫束的后缘,髂胫束前部的纤维系由阔筋膜张肌的腱膜移行而成,而后部纤维为臀大肌肌腱的延续部分。因此,髂胫束系阔筋膜张肌与臀大肌肌腱相结合而形成的腱膜性结构,股骨大转子位于其深部。阔筋膜张肌受臀上神经分支供应。

阔筋膜张肌的作用主要是紧张阔筋膜,使髋关节存在前偏而稍向内旋的趋势(图3-4)。

2. 股骨大转子

【体表定位】 被检查者侧卧位,髋关节外侧高隆突起的骨骼即大转子,最上面可摸到大转子尖端骨面。下肢外展时,原来隆起的骨骼形成皮肤凹陷,凹陷处即可触摸到股骨大转子,并可触及大转子的上、下、前、后缘和外侧骨面(图3-24)。

【局部解剖】 股骨大转子为位于股骨颈与体连接处上外侧的方形隆起,大转子的尖端位于髂前上棘和坐骨结节连线的中点处,距髂嵴结节处下约一掌宽(图3-6)。

三、病因病理

本病的发生可分为关节外和关节内原因。

关节外原因主要与臀大肌及髂胫束的病变有关。臀上肌的抵止部分覆盖在股骨大转子上面;髂胫束是由大腿的阔筋膜与阔筋膜张肌深浅两层筋膜及臀大肌筋膜交织组成,向下穿过股骨大转子后方与大腿外侧肌间隔紧密连接,再向下止于胫骨外侧髁。由于慢性损伤引起臀大肌或髂胫束出现炎症,继而纤维化、增厚变形,在髋关节活动时与大转子相互接触、摩擦而发出弹响。另外,有的女性因骨盆大,两大转子间距离较宽,股骨后中线倾斜度加大,两侧大转子突出显著,使大转子与髂胫束摩擦诱发弹响。此外,大转子骨疣生长可导致弹响。

关节内原因如大转子滑囊炎,可使囊壁增厚,引起纤维粘连;或髋关节囊和周围韧带等组织的钙化、瘢痕挛缩,组织粘连等使得活动时彼此之间相互摩擦而发出响音。另外,凡是引起股骨头和髋臼接触不良的因素,如臼缘的破损,髋臼的变形,臼窝内的游离体,股骨头的变形等,都可因活动时不合槽而发生弹响音。针刀对于关节外原因引起的弹响髋效果较好。

四、临床表现与诊断

1. 弹响　患者在屈伸髋关节时于转子后常有弹响发生。

2. 疼痛　患侧下肢酸、胀、痛,有时向外下方放射,转体、伸髋等活动时尤为明显。

3. 硬结　臀部及转子后有压痛,压痛点皮下可触及条索状硬结。

4. Ober 征阳性　严重者髂胫束挛缩时,Ober 征,即髂胫束挛缩试验为阳性:患者侧卧位,健侧在下并屈膝屈髋,保持腰椎中立位,检查者一手握住患肢踝部,患侧膝关节屈至 90°,另一手固定骨盆。正常时,膝关节下落触及床面,如不能下落床面或触及健肢,则提示髂胫束挛缩。

五、针刀操作

1. 体位　健侧卧位,患侧在上。

2. 体表标志　股骨大转子:被检查者侧卧位,髋关节外侧高隆突起的骨骼即大转子,最上面可摸到大转子尖端骨面。下肢外展时,原来隆起的骨骼形成皮肤凹陷,凹陷处即可触摸到股骨大转子,并可触及大转子的上、下、前、后缘和外侧骨面(图 3-24)。

3. 定点

(1)在股骨大转子尖部定 1 点,松解髂胫束在股骨大转子部的粘连和瘢痕。

(2)在大腿外侧中上段压痛点定 1 点,松解髂胫束中上段的粘连和瘢痕。

(3)在大腿外侧中段压痛点定 1 点,松解髂胫束中段的粘连和瘢痕。

4. 操作

(1)股骨大转子尖部点:刀口线与髂胫束走行方向一致,针刀体与皮肤垂直,针刀经皮肤、皮下组织,当刀下有韧性感时,即到达髂胫束,再向内刺入 1cm,纵疏横剥 3 刀,范围 0.5cm(图 3-44)。

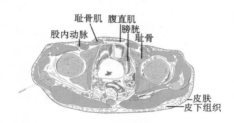

图 3-44　股骨大转子尖部点

(2)大腿外侧中上段压痛点:刀口线与髂胫束走行方向一致,针刀体与皮肤垂直,针刀经皮肤、皮下组织,当刀下有韧性感时,即到达髂胫束,再向内刺入 1cm,纵疏横剥 3 刀,范围 0.5cm(图 3-45)。

(3)大腿外侧中段压痛点:刀口线与髂胫束走行方向一致,针刀体与皮肤垂直,针刀经皮肤、皮下组织,当刀下有韧性感时,即到达髂胫束,再向内刺入 1cm,纵疏横剥 3 刀,范围 0.5cm(图 3-46)。

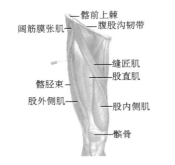

图 3-45 大腿外侧中上段压痛点

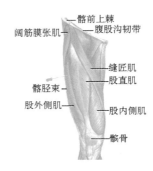

图 3-46 大腿外侧中段压痛点

六、手法操作

针刀治疗后,手法拔伸牵引患者髋关节并旋转髋关节 3 次,当髋关节在最大内收内旋位时,术者再向相同方向弹压 2 次。在病床上进行间断下肢牵引 1 周,牵引重量 30kg,以进一步拉开残余的粘连和瘢痕。

七、注意事项

1. 要熟悉局部解剖,准确掌握髂胫束及臀大肌的起点与止点及行径路线。针刀松解以髋关节的内收和屈髋功能基本恢复正常,弹响声消失为标准。

2. 治疗后各治疗点用棉球或无菌纱布按压,创可贴覆盖针眼,要求 24 小时内施术部位勿沾水,以免发生感染。

第六节 坐骨结节滑囊炎

一、概　述

　　坐骨结节滑囊炎是一种常见病,多发于体质瘦弱而久坐工作的中老年人,臀部摩擦、挤压经久劳损而引起局部无菌性炎症,导致滑囊壁慢慢增厚或纤维化,故又称"脂肪臀"。儿童可因蹲挫伤引起。

二、相关解剖

　　1. 坐骨结节

　　【体表定位】　被检查者侧卧位,屈膝屈髋,臀部尖端隆起处,即坐位接触椅面的地方,多有皮肤磨损的痕迹。手指探按,可触及粗大的骨骼。俯卧位,在臀后线中点处可触及坐骨结节骨面(图 3-47)。

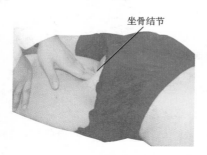

坐骨结节

图 3-47　坐骨结节

　　【局部解剖】　坐骨体与坐骨支移行部会合处的隆起后部,骨质粗糙而肥厚,称为坐骨结节,是坐骨最低处,可以在体表摸到(图 3-29)。

2. 坐骨结节滑囊

【局部解剖】 坐骨结节是坐骨上、下支移行处的后部,骨质粗糙而肥厚,坐骨结节可分为上下两部,其上部又被横嵴分为上下两处,半膜肌附着处在上,股二头肌及半腱肌附着处在下。其下部粗糙不平,有大收肌附着,坐骨结节的上缘、内侧缘、外侧缘分别为骶结节韧带、股方肌的附着部,在肌腱与坐骨结节之间有滑液囊,位于臀大肌深面。滑囊是结缔组织中的囊状间隙,内壁为滑膜,囊内有少许滑液,以减少肌腱与骨的摩擦。

三、病因病理

坐骨结节滑囊炎与长期过久的坐位工作及臀部脂肪组织缺失有关,特别是体质较瘦弱的人。由于长期坐位工作,臀大肌与坐骨结节直接机械压迫、摩擦刺激,慢性损伤引起滑囊的非感染性炎症。坐位时直接压迫该滑囊,站立后可解除压迫,故坐位时,尤其坐硬板床凳时,疼痛加剧,站立则疼痛可减轻或消失。劳损之后,可致囊壁增生变厚,所以多可触及大小不等的扁圆形肿块。剧烈活动髋关节可使附着在坐骨结节上的肌腱损伤,从而牵拉损伤滑囊或肌腱损伤处的瘢痕刺激周围滑囊。

四、临床表现与诊断

1. 病史 患者多有坐位工作或久坐史。

2. 疼痛 疼痛位于坐骨结节部,特别当端坐时尤甚局部肿胀,臀肌收缩时也可产生疼痛并放射至臀部。当坐骨神经受刺激时,可出现坐骨神经痛,腘绳肌主动收缩或被动牵拉常可诱发疼痛。

3. 压痛 坐骨结节局部压痛,端坐时尤甚。检查可发现坐骨结节部肿胀,仔细触诊,在坐骨结节部深层可触及边缘较清晰的椭圆形肿块或条索状物。

五、针刀操作

1. **体位** 仰卧位，双髋屈曲90°。

2. **体表标志** 坐骨结节：被检查者侧卧位，屈膝屈髋，臀部尖端隆起处，即坐位接触椅面的地方，多有皮肤磨损的痕迹。手指探按，可触及粗大的骨骼。俯卧位，在臀后线中点处可触及坐骨结节骨面（图3-47）。

3. **定点** 在坐骨结节囊肿或压痛处定1点。

4. **操作** 坐骨结节囊肿或压痛点：刀口线与下肢纵轴走行方向一致，针刀体与皮肤垂直，针刀经皮肤、皮下组织，刀下有阻力感时，即到达囊肿壁，穿破囊壁，阻力感消失，缓慢进针刀，针刀下有粗糙感时，即到达囊壁的基底部生发层，此时，纵疏横剥3刀，范围2～3cm，以破坏囊肿部生发层的分泌细胞，然后稍提针刀分别向囊肿的前后左右刺破囊壁后出针刀（图3-48）。

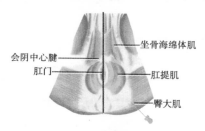

图3-48 坐骨结节囊肿或压痛点

六、手法操作

针刀术后，让助手进一步使患者屈曲患髋，术者用拳头用力顶压囊肿，使囊液到达囊肿周围的组织间隙，加快囊液的吸收。

七、注意事项

治疗后各治疗点用棉球或无菌纱布按压,创可贴覆盖针眼,要求 24 小时内施术部位勿沾水,以免发生感染。

第七节　股前外侧皮神经卡压综合征

一、概　述

股外侧皮神经卡压综合征是股外侧皮神经在通过髂前上棘处的骨纤维管时受到压迫所引起的一组症候群,其表现是患肢大腿前外侧的感觉障碍。该病的感觉障碍与大多数神经卡压综合征的麻木或疼痛不同,而是一种特殊的异样感觉,故称为股外侧皮神经异样感觉综合征。

二、相关解剖

1. 股前外侧皮神经

【局部解剖】　股前外侧皮神经由腰大肌外缘向下跨过髂窝,先位于髂筋膜深面,至近腹股沟韧带处即位于髂筋膜,神经于髂前上棘内侧下方 1.0～1.5cm 处穿出腹股沟韧带的纤维性管道。纤维性管道长 2.5～4.0cm,此处的神经干较为固定。股前外侧皮神经出腹股沟韧带的纤维性管道后行于大腿阔筋膜下方,于髂前上棘下方 3.0～5.0cm 处穿出阔筋膜,在此点神经亦相对固定。在两处相对固定的神经段,正好位于髋关节的前方。随髋关节的屈伸,该段神经容易受到牵拉和挤压。另外,股前外侧皮神经在骨盆内行程长、出骨盆入股部时形成的角度大、穿过缝匠肌的途径有变异等,均可诱发神经卡压。股外侧皮神经可在缝匠肌的前面或后面,或穿该肌上部后分为前、后两支。后支在髂前上棘下 50mm 处穿出阔筋膜,分布于大腿外侧皮肤;前支在阔筋膜的深面下行,于后支穿出点下 50mm 处穿出深筋膜至浅筋膜内,分布于大腿前侧皮肤,司该部皮肤的感觉。股外侧皮神经在越过腹股沟韧带时有以下几种变异情况。

(1)股外侧皮神经在髂前上棘内侧通过腹股沟韧带深面,并在该骨棘的下方穿出阔筋膜后分成 2 支至皮下,此型约占 71%。

(2)股外侧皮神经跨过髂前上棘表面甚至髂棘的外侧至股部,此型约占 5%。

(3)股外侧皮神经在盆腔内即分为内、外 2 支,内侧支较小,往往通过腹股沟韧带中 1/3 深面至股部,此型约占 5%。

(4)股外侧皮神经通过腹股沟韧带中部深面至股部,有时位于股神经前方,此型约占 2%。

以上各型的存在,提示股外侧皮神经在股部的位置不是完全恒定的,在检查和治疗定点时要注意压痛点的微小区别,以便将治疗点定得准确(图 3-49)。

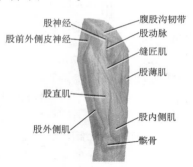

图 3-49　股前外侧皮神经

2. 腰丛

【局部解剖】　由 T_{12} 脊神经前支的一部分和 L_1－L_3 前支及

部分 L_4 前支组成。腰丛位于腰大肌深面,腰椎横突的前面,腰方肌的内侧缘。腰丛的分支有:肋下神经(T_{12}脊神经前支)、髂腹下神经、髂腹股沟神经、生殖股神经、闭孔神经、股外侧皮神经、股神经。除上述终末支外,还有多数肌支(图3-50)。

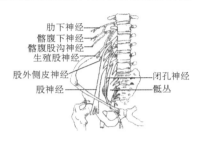

图 3-50　腰丛

3. 腰神经与腰交感神经

【局部解剖】　腰神经的前支,由上而下逐渐粗大。腰丛由 L_1—L_4 前支组成。各腰神经前支在组成腰丛以前,同腰交感干神经节之间连有灰交通支,其方式有:一种是一个腰交感节连有两个腰神经前支;另一种是一个腰神经前支连有两个腰交感节。不仅如此,灰交通支也可连于交感干而不是连于交感节。除此之外,L_1—L_3 脊神经前支还与腰交感干的白交通支相连。这样,每一个腰神经就拥有 1～5 个交通支,并与几个交感节相连。因此,股外侧皮神经内也含有交感神经成分,故产生交感神经症状,出现异样感觉。

4. 髂前上棘

【体表定位】　被检查者仰卧位,下肢平伸或下肢搭于床沿外下,可见腹股沟外侧高高隆起如手指肚大小的骨性突起,即为髂前上棘。垂直皮肤下压,可触及硬性骨骼,贴骨面上移,可触及肥厚的髂嵴(图3-33)。

【局部解剖】 髂嵴的前端为髂前上棘,为下肢长度测量的重要标志(图 3-30)。

5. 缝匠肌

【体表定位】 被检查者髋关节取屈曲、旋外、外展位,膝关节亦屈曲,即举腿跨过对侧膝部(如缝鞋匠缝鞋时采取的姿势),此时在大腿前内侧看到的带状肌性隆起为缝匠肌(图 3-51)。

【局部解剖】 缝匠肌为身体最长之肌,形状为扁带状,位于股部前面和内侧皮下,起于髂前上棘,肌纤维自外上方斜向内下方,经膝关节内侧绕过收肌结节的后方至小腿,其肌腱越过股薄肌及半腱肌的浅面,止于胫骨粗隆和胫骨前嵴上端的内侧。

作用:屈髋关节和膝关节,并使小腿内旋(图 3-52)。

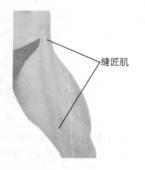

缝匠肌

图 3-51 缝匠肌

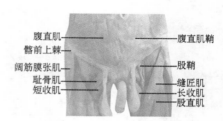

腹直肌————————————————腹直肌鞘
髂前上棘————
阔筋膜张肌————————————股鞘
耻骨肌————————————————缝匠肌
短收肌————————————————长收肌
————————————————股直肌

图 3-52 缝匠肌解剖

三、病因病理

来诊病人大部分说不清有外伤史。但它可以是不经意的轻微损伤。如过紧的腰带的压迫,长期应用腰围的卡压。在临床中发现一些较肥胖的女病人,大都穿紧身的弹力裤。另一病因可能是髋关节过伸性牵拉所致。如各种跑跳、舞蹈、跨越等动作,都可以牵拉股外侧皮神经而致伤。除此之外,一些硬物的挤压也可致病。从理论上说,盆腔内、外的各种占位性的病变都可致病,如巨大的肿瘤、骨盆骨折、腱鞘囊肿、骨疣等,甚至妊娠都可致股外侧皮神经卡压征。

四、临床表现与诊断

1. 病史 病人关于病史的主诉不清,亦无外伤史。大部分是缓慢发病。

2. 感觉异常 主要表现是大腿前外侧的感觉异常,其感觉可是麻木、烧灼、蚁走、钻心的刺痒、痛觉缺失及难以形容而又无法忍受的异样感觉,或是痛觉过敏或麻痹。严重影响工作、生活和休息,对病人是极大的负担,而且无法摆脱,病人坐立不安,苦不堪言。

3. 压痛 在髂前上棘内下方有明确而又局限的压痛点,压之会有异常感觉的加重。

4. 体征 在患侧股部上 1/3 前外侧的股外侧皮神经支配区的皮肤可查出痛觉、温度觉、触觉的改变,绝大多数为减弱,少数为过敏。病人无运动障碍、肌萎缩和深感觉障碍。

5. 鉴别诊断 腰椎间盘突出症可有下肢感觉的改变,但其部位和感觉障碍的表现是有很大区别的。腰突症必有腰部症状和坐骨神经卡压症状,其腰、腿的症状是相联系的。而股外侧皮神经卡压征则是单纯的股上段前外侧部的感觉异常。两者的鉴别应无困难,关键是要想到股外侧皮神经卡压征的可能性。

五、针刀操作

1. 体位 仰卧位。

2. 体表标志

(1)髂前上棘:被检查者仰卧位,下肢平伸或下肢搭于床沿外下,可见腹股沟外侧高高隆起如手指肚大小的骨性突起,即为髂前上棘。垂直皮肤下压,可触及硬性骨骼,贴骨面上移,可触及肥厚的髂嵴(图3-33)。

(2)腹股沟韧带:由腹外斜肌腱膜形成。腹外斜肌前上部肌纤维走向前下方,在半月线以内和髂前上棘高度以下,移行于宽阔的腱膜。该腱膜的下缘增厚部分形成腹股沟韧带,并连接于髂前上棘与耻骨结节之间。

(3)缝匠肌:位于大腿前面及内侧面的皮下,是全身最长的肌,为细长的带形肌。该肌起于腹股沟韧带与阔筋膜张肌之间的髂前上棘,肌纤维自外上方斜向内下方,绕过股骨内收肌结节,止于胫骨粗隆的内缘、胫骨前缘上端的内侧和小腿筋膜。缝匠肌是股部的重要标志(图3-51)。

3. 定点 定点于髂前上棘下、内各2cm以内的压痛点的稍外侧1点;双侧病变者各定1点,避免损伤股外侧皮神经干。

4. 操作 刀口线与肢体纵轴一致,刀体与皮面垂直,快速刺入皮肤,达髂骨内侧面骨面。在腹股沟韧带与缝匠肌起点的腱性组织中,纵行切开3～5刀,纵行疏通,横行剥离即可(图3-53)。

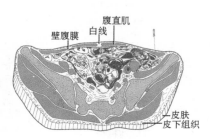

图3-53 髂前上棘下、内各2cm

六、手法操作

一般无须做手法操作;可做髋关节的屈、伸、内、外旋活动,增加松解度。

七、注意事项

1. 此处操作无危险性。有人担心会把股外侧皮神经切断,其实毫无必要。因为在骨科手术中,股外侧皮神经可以切取供做神经移植。为了避免损伤股外侧皮神经,在定点时要将进刀点定于压痛点的稍外侧。

2. 在切开剥离时,一定在腹股沟韧带之下,切开与缝匠肌起点下方的肌腱及其肌腱深面的结缔组织,尽量少切割腹股沟韧带。

3. 治疗后各治疗点用棉球或无菌纱布按压,创可贴覆盖针眼,要求 24 小时内施术部位勿沾水,以免发生感染。

第八节 臀上皮神经卡压综合征

一、概 述

臀上皮神经卡压综合征是指臀上皮神经在其行径途中的骨纤维管、筋膜的出入点处由各种原因造成卡压或嵌顿等引起神经本身损伤、水肿、粘连,引起相应神经支配部位疼痛的综合征。

二、相关解剖

1. **臀上皮神经**

【局部解剖】 臀上皮神经由 $T_{12}-L_3$ 脊神经后外侧支的皮脂组成。从起始到终止,大部分行走在软组织中,将其行走过程分为四段、六点、一管。

骨表段:椎间孔发出后(出孔点),沿横突背行走并被纤维束固定(横突点)。

肌内段:进入骶棘肌(入肌点),向下、向外走行于肌内,走出骶棘肌(出肌点)。

筋膜下段:行走于腰背筋膜浅层深面。

皮下段:走出深筋膜(出筋膜点),与筋膜下段成一钝角的转折,向下外走行,穿行于皮下浅筋膜。此段跨越髂嵴,经过由坚强的骶棘肌、腰背筋膜在髂嵴的上缘附着处所形成的骨纤维性扁圆形隧道(骨性纤维管)进入臀筋膜(入臀点)。入臀后一般分为前、中、后3支,在筋膜中穿行,中支最粗大,最长者可至股后部腘窝平面之上。

臀上皮神经来源于多个胸、腰脊神经后支,最常见的是由$T_{12}-L_3$脊神经后支组成。这些神经穿行于骨纤维管、骨面、多个肌、筋膜、皮下等组织,并支配广大区域的骨关节、肌、筋膜及皮肤的运动和感觉;是一个具有特别重要意义的神经丛。为突出它的结构特点和重要性,故称为"臀上皮神经系统"(图3-54)。

2. 髂嵴

【体表定位】 被检查者侧卧位,臀部与腰腹部的交界处,可见突起高隆的臀部骨性上缘,腰腹部明显柔软。由外侧向皮肤触诊,可触及弧形骨嵴之外缘,由腰腹部向下可触及髂嵴上缘一指宽的骨面,手指向深处用力,可触摸到骨嵴内缘(图3-55)。

【局部解剖】 髂骨位于皮下,其上增粗而肥厚的部分即为髂嵴。双侧髂嵴最高点的连线相当于第4腰椎棘突的水平。以竖脊肌外侧缘附于髂嵴处为中心向内侧、外侧各20~30mm的髂嵴范围内,是臀上皮神经越过髂嵴之最集中处,95%的臀上皮神经经此下行。腰脊神经后外侧支在臀部浅筋膜下继续向下走

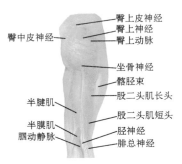

臀上皮神经
臀上神经
臀上动脉
臀中皮神经
坐骨神经
髂胫束
股二头肌长头
半腱肌
股二头肌短头
半膜肌
胫神经
腘动静脉
腓总神经

图 3-54 臀上皮神经

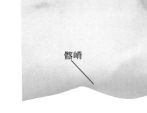

髂嵴

图 3-55 髂嵴

行,皮脂分布于臀部及大粗隆部等处的皮肤,有的神经支可达到腘平面,个别甚至可达踝上,司理该区的皮肤的感觉。臀上皮神经穿出深筋膜的部位,被筋膜固定,跨过髂嵴后,则行于浅筋膜中,愈向下位置越浅。当躯干做旋转运动时,皮肤和浅筋膜等浅层结构活动度大,深层结构活动度小,这可能是造成臀上皮神经损伤的原因之一,也是常见的腰腿痛重要病因之一(图 3-56)。

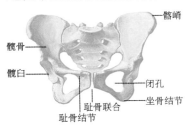

髂嵴
髋骨
髋臼
闭孔
坐骨结节
耻骨联合
耻骨结节

图 3-56 髂嵴解剖

3. 第 3 腰椎横突

【体表定位】 被检查者俯卧位,将两侧髂嵴最高点连线,在男性此线通过第 4 腰椎棘突或第 4—5 腰椎棘突,在女性此线已通过第 4－5 腰椎棘突为最多。确定第 4 腰椎棘突后,其上一位棘突即第 3 腰椎棘突,第 3 腰椎棘突间旁 20～25mm 处为第 3 腰椎横突尖(图 3-57)。

【局部解剖】 第 3 腰椎横突有众多大小不等的肌肉附着,相邻横突之间有横突间肌,横突尖端与棘突之间有横突棘肌,横突前侧有腰大肌及腰方肌,横突的背侧有骶棘肌,腰背筋膜中层附于横突尖。在腰椎所有横突中,第 3 腰椎横突最长,活动幅度也大,受到的拉力也最大,因此,损伤机会也较多。在横突背面中、外侧份可以找到腰脊神经外侧支,在上关节突的外侧面或其内下方(即横突背面根部)可找到腰脊神经内侧支,在椎间孔处可找到腰脊神经后支神经干。这是近年来对腰脊神经后支研究的新进展,对于脊神经后支(内侧支、外侧支)的定位具有重要意义(图 3-58)。

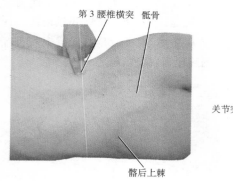

图 3-57　第 3 腰椎横突

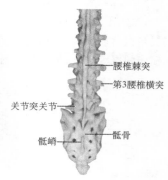

图 3-58　第 3 腰椎横突

三、病因病理

1. 解剖因素　臀上皮神经在穿出由骶髂筋膜形成的卵圆形

的孔隙处是一个薄弱环节。一旦腰部损伤，臀肌强力收缩而发生局部压力增高，可使筋膜深部脂肪组织从该孔隙处向浅层疝出、嵌顿等而引起腰痛。

2. 损伤因素 除了外力直接作用导致神经损伤外，躯干向健侧过度弯曲或旋转时，臀上皮神经受牵拉，可发生神经的急、慢性损伤，或向外侧移位，造成神经水肿粘连而出现卡压。临床上触及的痛性筋束，肉眼观察呈小片状，较触及的短小，与臀中肌及臀筋膜粘连，为纤维性粘连。全部束状物均非神经，与肉眼所见的神经支也无粘连。这些束状结节，光镜下观察均系纤维脂肪组织，其中有小血管壁增厚、炎性细胞浸润。可见横纹肌纤维，偶尔夹有神经纤维。

四、临床表现与诊断

1. 病史 患者常诉起坐困难，弯腰时疼痛加重症状。

2. 疼痛 主要表现为患侧腰臀部尤其是臀部的疼痛，呈刺痛、酸痛或撕裂样疼痛，而且疼痛常常是持续发生的，很少有间断发生。一般疼痛的部位较深，区域模糊，没有明确的界限。急性期疼痛较剧烈，并可向大腿后侧放散，但常不超过膝关节。患侧臀部可有麻木感，但无下肢麻木。

3. 压痛 多数患者可以检查到固定的压痛点，一般在 L_3 横突和髂嵴中点及其下方压痛，按压时可有胀痛或麻木感，并向同侧大腿后方放射，一般放射痛不超过膝关节。

4. 直腿抬高试验 直腿抬高试验多为阴性，但有 10% 的患者可出现直腿抬高试验阳性，腱反射正常。可与腰椎间盘突出症相鉴别。

五、针刀操作

1. 体位 俯卧位。

2. **体表标志**

(1)第 3 腰椎横突：被检查者俯卧位，将两侧髂嵴最高点连线，在男性此线通过第 4 腰椎棘突或第 4－5 腰椎棘突，在女性此线已通过第 4－5 腰椎棘突为最多。确定第 4 腰椎棘突后，其上一位棘突即第 3 腰椎棘突，第 3 腰椎棘突旁 20～25mm 处为第 3 腰椎横突尖（图 3-59）。

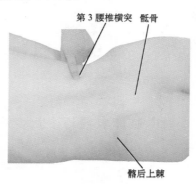

第 3 腰椎横突　骶骨

髂后上棘

图 3-59　第 3 腰椎横突

(2)髂嵴：被检查者侧卧位，臀部与腰腹部的交界处，可见突起高隆的臀部骨性上缘，腰腹部明显柔软。由外侧向皮肤触诊，可触及弧形骨嵴之外缘，由腰腹部向下可触及髂嵴上缘一指宽的骨面，手指向深处用力，可触摸到骨嵴内缘（图 3-54）。

3. **定点**

(1)在第 3 腰椎横突压痛点处定 1 点（第 3 腰椎棘突旁 20～25mm 处），以松解臀上皮神经在腰 3 横突点的粘连和瘢痕。

(2)在髂嵴中后部压痛点定 1 点，以松解臀上皮神经入臀点的粘连和瘢痕。

4. **操作**

(1)第 3 腰椎横突点：刀口线与脊柱纵轴平行，刀体与皮面垂直。针刀经皮肤、皮下组织,达横突骨面,刀体向外移动,当有落空感时,即到第 3 腰椎横突尖,在此用提插刀法切割横突尖的粘连瘢痕 2～3 刀,深度不超过 0.5cm(图 3-60)。

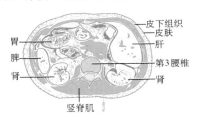

图 3-60　第 3 腰椎横突点

(2)髂棘中后部压痛点:刀口线与脊柱纵轴平行,刀体与皮面垂直。针刀经皮肤、皮下组织,直达髂骨骨面,刀体向上移动,当有落空感时,即到髂嵴上缘臀上皮神经的入臀点,在此纵行疏通、横行剥离 2～3 刀,深度不超过 1cm(图 3-61)。

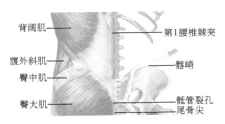

图 3-61　髂棘中后部压痛点

六、手法操作

患者仰卧位,主动做屈膝屈髋 2 次。

七、注意事项

1. 在针刀的操作中,从皮面至横突骨面的深度,因人体的胖瘦而有很大区别,所以不可能硬性规定针刀的刺入深度。如果病人为肥胖体型,在进刀时一定要掌握好进刀方向,匀速推进,到达一定深度时,要放慢速度,缓慢、摸索进刀;如已到达麻醉时的深度仍未触及骨面,估计进刀的方向有偏差,应稍提起刀锋向头或尾端移动少许予以调整;再匀速向前推进,均可以找到横突骨面。对于针刀的剥离操作,有人总觉得剥离 1～2 次力度不够,因此反复剥离。实际上,只要刀下有松动感就完全达到了目的。

2. 治疗后各治疗点用棉球或无菌纱布按压,创可贴覆盖针眼,要求 24 小时内施术部位勿沾水,以免发生感染。

第九节　梨状肌综合征

一、概　述

梨状肌综合征是临床上常见的疾病。它是坐骨神经在梨状肌部位受到卡压而引起的一组以坐骨神经痛为主要症状的神经卡压症候群。本病多见于青壮年,男性多于女性,近 2∶1,可有臀部外伤史、劳累、受寒湿等诱因。主要症状为臀中部相当于梨状肌体表投影部位疼痛,并向股外侧、股后侧、小腿外侧放射。大部分患者有间歇性跛行和下肢痛,蹲位休息片刻可缓解,极少有腰痛症状;亦可有臀部、股部等肌肉萎缩表现。

二、相关解剖

1. 梨状肌

【体表定位】　从尾骨尖、髂后上棘连线的中点处划一线到大转子尖端,此线即代表梨状肌下缘的投影线;而从髂后上棘划一线至大转子尖端为梨状肌上缘的投影线(图3-62)。

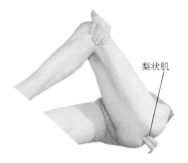

梨状肌

图3-62　梨状肌

【局部解剖】　梨状肌大部起自第2、3、4骶椎前孔侧方的骨盆面上,小部分起自骶髂关节囊前方及骶棘韧带和骶结节韧带骨盆部分的前面;肌束通过坐骨大孔,向外出骨盆成肌腱,略呈水平状抵达臀部,止于股骨大转子尖及其后部。梨状肌呈三角形,内宽外窄,几乎充满坐骨大孔,属于下肢外旋肌之一。坐骨神经为全身最大的神经,起自腰骶神经丛,经坐骨神经通道穿至臀部,位于臀大肌和梨状肌的前面,上孖肌、闭孔内肌、下孖肌和股方肌的后面,向下至大腿。在臀部和梨状肌关系密切,两者间关系常有变异,坐骨神经与梨状肌的关系可分为8型,其中最常见的两型为:①坐骨神经总干穿梨状肌下孔至臀部(常见型);②胫神经穿梨状肌下孔,腓总神经穿梨状肌肌腹(常见变异型)。

梨状肌的体表投影:①梨状肌的上缘线,由髂后上棘向股骨大转子顶点的连线;②梨状肌的下缘线,由尾骨尖至髂后上棘的连线的中点,再向股骨大转子顶点的连线;③梨状肌上孔,介于坐骨大切迹与梨状肌上缘之间,其体表投影点(即梨状肌上孔外缘点)为梨状肌上缘线的中、内 1/3 交界处。梨状肌上孔由外向内有臀上神经、臀上动脉、臀上静脉穿出;④梨状肌下孔,介于坐骨大切迹和梨状肌下缘之间,梨状肌下孔的投影点(即梨状肌下孔外缘点)为梨状肌下缘线的中、内 1/3 交界处。梨状肌下孔由外向内有坐骨神经、股后皮神经、臀下神经、臀下动脉、阴部内动脉、臀下静脉、阴部内静脉和阴部神经穿出。

该肌受第 1、2 骶神经支配。主要功能:当髋关节伸展时外旋髋,当髋关节屈曲时外展髋(图 3-63)。

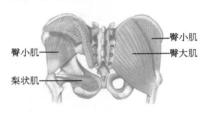

臀小肌

臀小肌 ——————— 臀大肌

梨状肌

图 3-63 梨状肌解剖

2. 坐骨神经

【体表定位】 坐骨神经的体表投影是以下各点的连线:①梨状肌下缘中内 1/3 交界点;②髂后上棘与坐骨结节连线的中点;③坐骨结节与股骨大转子连线的中点稍外侧;④股骨两髁之间连线的中点(图 3-64)。

【局部解剖】 坐骨神经出盆后,在股骨大转子与坐骨结节之间下行,在臀部有臀大肌覆盖,由上而下贴附于坐骨背面、上孖肌、闭孔内肌、下孖肌、股方肌的后面,至股部则贴附于大收肌的后面,且位于臀大肌的下缘与股二头肌长头腱外侧缘所构成的角内,在此处深压可引起坐骨神经的窜麻感。

坐骨神经穿出梨状肌的状态可有多种形式,主要有以下 4 种:总干由梨状肌下缘穿出者占 84.2%;总干由梨状肌腹中穿出

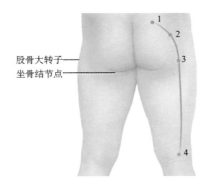

股骨大转子——
坐骨结节点——

图 3-64 坐骨神经

者占 0.8%；腓总神经由梨状肌腹中穿出者占 11.7%；腓总神经和胫神经分别由梨状肌上、下缘穿出者占 3.3%。这些坐骨神经的异常走行便是它易受卡压的原因（图 3-65）。

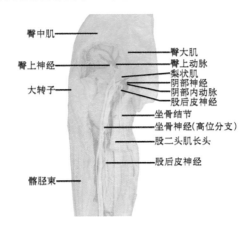

臀中肌——
臀上神经——

大转子——

髂胫束——

——臀大肌
——臀上动脉
——梨状肌
——阴部神经
——阴部内动脉
——股后皮神经
——坐骨结节
——坐骨神经(高位分支)
——股二头肌长头
——股后皮神经

图 3-65 坐骨神经解剖

三、病因病理

1. 梨状肌综合征的病因主要以软组织损伤为主,少数为骨关节疾病或髋关节手术所致。

2. 急性损伤多为髋关节极度外展的扭伤或负重状态下突然由蹲位站起时,坐骨神经受到挤压而损伤。其慢性损伤也大部都有外伤史。部分病人可能与寒冷、潮湿有关;亦可由于髋关节疾病或人工股骨头置换术所致。

3. 梨状肌综合征的发生,与梨状肌和坐骨神经周围的解剖结构有密切关系。梨状肌是外旋肌,当髋关节外旋时,梨状肌本身不会压迫坐骨神经干,而当变性肌腱与坐骨神经干相邻时,可直接压迫坐骨神经干;如果神经走行异常,由其肌腱内穿出,则更易造成对神经的卡压。即使梨状肌本身没有病变,而在它的周围存在有损伤、疾病或手术等的刺激因素,使梨状肌长时间处于痉挛状态,甚至产生梨状肌的挛缩改变,则必然压迫坐骨神经。通常在梨状肌的前面与骨面之间的坐骨神经周围有密集的血管网,当血管受到卡压时,坐骨神经的血供出现障碍,可引起坐骨神经痛。因此,梨状肌与它的周围的病变(包括骨和坐骨神经周围的所有肌组织的病变)都有可能压迫坐骨神经而引起坐骨神经痛。

四、临床表现与诊断

1. **病史**　大部分病人为慢性起病,无明显外伤史,发病多为单侧。少部分病人为急性起病,多为外伤所致。

2. **坐骨神经痛**　病人主诉为较重的臀部疼痛,呈跳痛、灼痛,个别病人疼痛难忍。走路或活动时疼痛可加重。疼痛部位为梨状肌下孔的臀部投影点处。

3. **放射痛**　坐骨神经放射痛,其疼痛向髋部、大腿后、小腿后外侧直至足趾放射,其放射痛的循行路线几乎不变。

4. 间歇性跛行 "坐骨神经性间歇性跛行"的病人 75% 有此症状。行走一段路程之后,便产生臀及下肢的疼痛和放射痛,而蹲下休息片刻后,疼痛即可减轻或消失;然后再继续行走,仍发生同样症状。因病情不同,其发生疼痛的距离短者几米,长者数百米不等。腰椎椎管狭窄症、腰椎间盘突出症都可有间歇性跛行,包括梨状肌综合征在内,所有间歇性跛行的表现均是相同的,但它们所伴随的症状和体征是不同的。

5. 活动受限 脊柱前屈受限,尤其是不敢前屈取重物。但骑单车无痛。脊柱背伸不会增加疼痛,反可减轻。

6. 压痛 梨状肌下孔的皮肤投影点有显著的压痛。有时大腿后侧、小腿后外侧(即在股骨和腓骨背侧的骨面上)也有固定性压痛点。

7. 触诊 在梨状肌投影区内可触到呈条块状的痉挛(急性期)性肌腹;在慢性期,梨状肌亦可触到弹性较差的条索状肌腹。患侧臀部较健侧低、瘦、小,扪之肌松弛,日久可见肌萎缩。

8. 特殊检查 梨状肌紧张试验可分主动和被动试验。

(1)主动梨状肌紧张试验(亦称 Pace 试验) 病人仰卧位,双髋关节伸直,主动外旋髋关节;医生以双手抵住两足外侧面,两相对抗;引起坐骨神经痛者为阳性。病人亦可采取坐位,双膝拼拢后再分开;医生以双手抵住病人两足的外侧,两相对抗,产生坐骨神经痛者为阳性。

(2)被动梨肌紧张试验 可用两种方法检查:①Freiberg 试验,病人仰卧位,检查者用力内旋病人髋关节,使梨状肌紧张,引发坐骨神经痛。②Thiele 试验,病人仰卧位,检查者将病人的髋关节屈曲、内收、内旋,使梨状肌紧张而引起坐骨神经痛。

五、针刀操作

1. 体位 由于定点位置不同,可取不同体位。在梨状肌下孔操作最好应用俯卧位;在股骨大转子尖操作应用侧卧位,患侧在上。

2. 体表标志

(1)髂后上棘:由髂嵴最高处向后触摸到的骨突便是。或被检查者坐位、俯卧位或侧卧位,屈膝屈髋,第 2 骶骨棘水平旁开 2cm 左右,女性该处有皮肤凹陷,男性该处有倒三角形骨隆起。触之,皮下有硬韧的骨组织(图 3-66)。

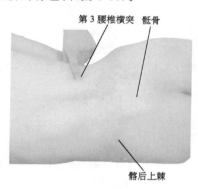

第 3 腰椎横突　骶骨

髂后上棘

图 3-66　髂后上棘

(2)股骨大转子:被检查者侧卧位,髋关节外侧高隆突起的骨骼即大转子,最上面可摸到大转子尖端骨面。下肢外展时,原来隆起的骨骼形成皮肤凹陷,凹陷处即可触摸到股骨大转子,并可触及大转子的上、下、前、后缘和外侧骨面(图 3-67)。

(3)尾骨尖:尾骨位于骶骨的下方,肛门的后上方,于臀裂下可触及一个三角形的小骨块,其末端为尾骨尖。正常为一凹窝,有肛尾韧带附着。在尾骨尖稍上方两侧有尾骨角,此角与骶骨角相连,角内的空虚处为骶管裂孔(图 3-68)。

(4)臀沟:位于大腿后面上部,是臀部与大腿之间一横行皮

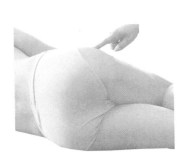

图 3-67 股骨大转子

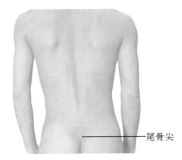

图 3-68 尾骨尖

肤皱褶,又称臀股沟。即臀大肌在臀部与股部的交接处形成的皮肤皱襞,在伸髋姿式下,臀沟加深,清晰可见;当微屈髋时,臀部紧张,皮肤变平,臀沟即变浅或消失。在臀沟的正中点为坐骨神经干在臀沟处的投影点(图 3-69)。

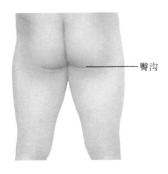

图 3-69 臀沟

3. 定点

(1)梨状肌下孔点:在梨状肌下缘线的中、内 1/3 交界处的压痛点上定 1 点,松解梨状肌下缘与坐骨神经的粘连。

(2)股骨大转子尖点:定 1 点松解梨状肌肌腱。

(3)坐骨神经干痛点:在坐骨神经走行径路上或在股骨、腓骨背侧的压痛点。常见有:①臀沟中点,于臀沟正中点定 1 点,松解坐骨神经干。②股后外侧压痛点,依病情不同可定 1~3 点。③小腿后外侧压痛点,依病情不同可定 1~4 点。在腓骨后面常有明显压痛点。

(4)髋关节外旋肌点:定于股骨转子间嵴的内侧缘 1~3 点,松解外旋肌,在梨状肌与外旋肌同时挛缩时更有价值。

4. 操作

(1)梨状肌下孔点:刀口线与肢体纵轴平行,刀体与皮面垂直,快速刺入皮肤、皮下组织,然后以摸索式、缓慢、匀速向深部推进;与此同时医生一定要时时询问病人有无窜麻感出现;一旦出现窜麻感(即电击感),立即停止进刀,然后稍退出 10~15mm 后,将刀锋向外稍加移动(即刀柄向内侧倾斜),再试探式向深部推进 10mm 左右,如有酸胀感出现则为到达病位;此时刀体的深度应比出现窜麻感时稍深(约 5mm),以此也可证明针刀已到达坐骨神经的外侧面附近;做纵行疏通、横行剥离;此时如出现窜麻感是完全正常的,不必介意;如果在横行剥离时没有窜麻感,说明刀锋所处的位置不准确,应予以调整后再行剥离。在纵、横剥离中,如发现梨状肌下缘较硬韧,可切开 1~2 刀,以切开硬韧肌性组织为止;再予纵、横疏通剥离,刀下有松动感即可出刀(图3-70)。

(2)股骨大转子尖点:刀口线与躯干纵轴平行,刀体与皮面垂直,快速刺入皮肤,直达股骨大转子尖骨面;然后调整刀锋达转子尖的内侧骨缘,调转刀口线 90°,沿骨缘切开梨状肌肌腱 2~4 刀,再予纵行疏通,横行剥离,刀下有松动感后出刀(图3-71)。

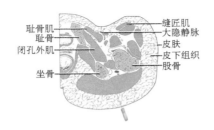

图 3-70 梨状肌下孔

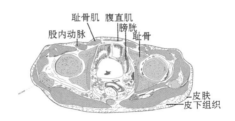

图 3-71 股骨大转子尖点

(3)坐骨神经干痛点：

①臀沟中点：刀口线与下肢纵轴平行，刀体与皮面垂直，快速刺入皮肤；然后缓慢、匀速推进，直达骨面；进刀过程中不应出现窜麻感，如有窜麻感，应稍提起刀锋，向内或向外稍移动，再深入至骨面。行纵行疏通，横行剥离；一般1～2刀，刀下有松动感即可出刀（图3-72）。

②股骨后侧中线稍外点：刀口线与肢体纵轴平行，刀体与皮面垂直，快速刺入皮肤；然后缓慢、匀速进刀，如有窜麻感应向内或外稍加调整刀锋，直达股骨骨面；行纵行疏通、横行剥离，刀下有松动感即可出刀（图3-73）。

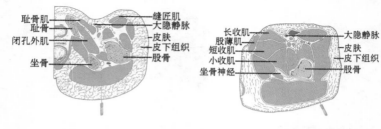

图 3-72　臀沟中点　　　　　图 3-73　股骨后侧中线稍外点

③小腿后外侧点：刀口线与肢体纵轴平行，刀体与皮面垂直，快速刺入皮肤，直达腓骨骨面；行纵横疏通、剥离，刀下有松动感后出刀（图 3-74）。

（4）髋关节外旋肌点：刀口线与躯干纵轴平行，刀体与皮面垂直，快速刺入皮肤，直达股骨转子间嵴骨面；然后调整刀锋达转子间嵴的内侧骨缘，调转刀口线 90°，沿骨缘切开梨状肌肌腱 2～4刀，再予纵行疏通，横行剥离，刀下有松动感后出刀（图 3-75）。

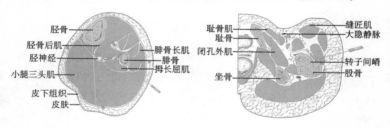

图 3-74　小腿后外侧点　　　　图 3-75　髋关节外旋肌点

六、手法操作

患者俯卧位，主动做直腿抬高 3 次，或做梨状肌紧张试验2～3 次。

七、注意事项

1. 必须弄清梨状肌的解剖、梨状肌下孔的体表投影,精确定点,提高疗效。

2. 梨状肌下孔点的麻醉进针和针刀进刀的操作都必须严格遵守摸索、试探式、缓慢、匀速进刀的方法,要在得到窜麻感或电击感时,再调整穿刺针或针刀,这样可以保证既不损伤坐骨神经,也能达到准确定位的目的。

3. 在臀沟中点、股后、小腿后部各点,在刺入时不应有窜麻感,因为这里剥离是坐骨神经痛所所的肌损伤,而不是剥离坐骨神经。所以,如有窜麻感出现应该重新调整针刀的位置。在横行剥离时出现窜麻感亦属正常。

4. 治疗后各治疗点用棉球或无菌纱布按压,创可贴覆盖针眼,要求 24 小时内施术部位勿沾水,以免发生感染。

第十节　股神经卡压综合征

一、概　述

本病是由于股神经途经的鞘管发生狭窄,使股神经受压,出现髂窝部疼痛,患髋不能伸直等一系列临床症状,如处理不及时,往往引起不易恢复的股四头肌麻痹。

二、相关解剖

股神经

【体表定位】　股神经:是腰丛中较大的神经,经腹股沟韧带中点深面、髂腰肌前面进入股三角,位于股鞘外侧,下行约 3cm 即分为多支:股神经前皮支(分布于股前面下 2/3 的皮肤)、隐神经(亦为皮神经,伴股血管行经股三角,进入收肌管,继穿出该管,在缝匠肌与股薄肌之间出现于膝关节内后方)、肌支(发出许多小支,支配缝匠肌、股四头肌与耻骨肌)(图 3-76)。

【局部解剖】 股神经由腰丛发出后,在腰大肌与髂肌之间下行,并随同髂腰肌经肌腔隙入股,在股前方分为数支支配耻骨肌、缝匠肌、股四头肌及股前区皮肤,其终支为隐神经。髂腰肌为髂腰肌筋膜所包绕,在腹股沟部,其后侧及外侧为髂骨,内侧为耻骨梳韧带,前方为腹股沟韧带,筋膜内包有股神经及股外侧皮神经,是一个密闭的腔隙。在腹股沟韧带下方,髂腰肌筋膜增厚形成纤维弓,构成致密的管鞘(图 3-77)。

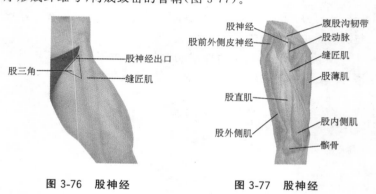

图 3-76 股神经   图 3-77 股神经

三、病因病理

不论何种原因引起髂腰肌撕裂伤,均可造成肌筋膜鞘管内水肿、出血,致使髂腰肌筋膜下张力增加,压迫其内的股神经和股外侧皮神经,导致神经卡压征。常见原因有髋关节过伸运动引起的髂腰肌牵拉伤,或髂腰肌强烈收缩而致伤;或血友病患者虽轻度损伤而导致局部血肿,均可发病;此外,手术不当也可导致局部瘢痕对神经的压迫。

四、临床表现与诊断

1. **病史** 患者主诉患侧髂窝部疼痛,患髋不能伸直,呈外展、外旋位。

2. **肌肉痉挛** 髂腰肌内张力增高,引起肌肉痉挛所致,这时,患侧髂窝部可触及肿块或有饱满感。

3. **压痛** 在腹股沟韧带上方有明显压痛,下腹部也有压痛。

4. **感觉障碍** 先有大腿前内侧至膝及小腿前内侧的麻木,而后伸膝力弱,膝腱反射由弱到消失,股四头肌逐渐无力而麻痹,肌肉出现萎缩。本征可同时并发股外侧皮神经卡压征,出现股外侧皮肤感觉障碍。

五、针刀操作

1. **体位** 仰卧位。

2. **体表标志**

(1)腹股沟韧带:腹外斜肌肌腱的下缘增厚卷曲,连于髂前上棘与耻骨结节之间,扪之坚韧,为腹股沟韧带,其位于腹股沟的深层(图 3-78)。

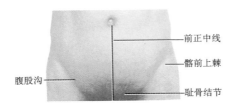

图 3-78 腹股沟韧带

(2)髂前上棘:被检查者仰卧位,下肢平伸或下肢搭于床沿外下,可见腹股沟外侧高高隆起如手指腹大小的骨性突起,即为髂前上棘。垂直皮肤下压,可触及硬性骨骼,贴骨面上移,可触及肥厚的髂嵴(图 3-79)。

(3)耻骨结节:被检查者仰卧位,腹部下方阴毛处,耻骨联合左右旁开 1.5cm 处有微隆起。两手平放,拇指在内,四指在外,与双侧大转子水平位置,拇指沿耻骨上支骨面水平向内移动,可触摸到横架在耻骨区的棘状骨性突起,即耻骨结节(图 3-80)。

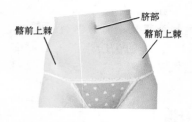

图 3-79 髂前上棘   图 3-80 耻骨结节

3. 定点 腹股沟韧带中点外下 2cm,Tinel 阳性点。

4. 操作 针刀体与皮肤垂直,刀口线与下肢纵轴一致,针刀经皮肤、皮下组织、浅筋膜,当患者有麻感时,已到达股神经在腹股沟韧带处卡压点的部位,退针刀 2cm,针刀体向外侧倾斜10°～15°,以提插刀法向下切割 3 刀,范围 0.5cm(图 3-81)。

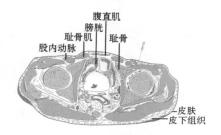

图 3-81 腹股沟韧带中点外下 2cm

六、手法操作

嘱患者可做髋关节的屈、伸,内、外旋活动,增加松解度。

七、注意事项

治疗后各治疗点用棉球或无菌纱布按压,创可贴覆盖针眼,要求 24 小时内施术部位勿沾水,以免发生感染。

参考文献

柏树令.2010.系统解剖学.7 版.北京:人民卫生出版社.

郭长青,黄怡然,付达尔丽.2013.体表解剖图谱.北京:人民军医出版社.

郭世绂.2001.骨科临床解剖学.山东:山东科学技术出版社.

金绍岐.2007.实用外科解剖学.西安:世界图书出版社.

庞继光.2011.针刀医学基础与临床.2 版.深圳:深圳海天出版社.

彭裕文.2010.局部解剖学.7 版.北京:人民卫生出版社.

王令习,王静.2012.针刀临床安全操作手册.北京:人民卫生出版社.

吴绪平,陈波.2008.针刀治疗腰腹部疾病.北京:中国医药科技出版社.

张朝佑.2009.人体解剖学.3 版.北京:人民卫生出版社.

张天民.2009.针刀治疗胸背部疾病.北京:中国医药科技出版社.

张照庆.2008.针刀治疗髋部疾病.北京:中国医药科技出版社.